Dr. med. Franz Riedweg · Hormonmangel

HORMONMANGEL

Theorie und Praxis der pflanzlichen
Hormondrüsen-Stimulation

Dr. med. Franz Riedweg

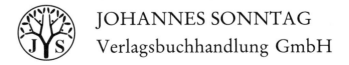

JOHANNES SONNTAG
Verlagsbuchhandlung GmbH

CIP-Kurztitelaufnahme der Deutschen Bibliothek

Riedweg, Franz:
Hormonmangel : Theorie u. Praxis d. pflanzl.
Hormondrüsen-Stimulation / Franz Riedweg. –
Regensburg : Sonntag, 1986
ISBN 3-87758-016-5

Nachdruck 1994

> **Wichtiger Hinweis**
> Wie jede Wissenschaft ist die Medizin ständigen Entwicklungen unterworfen. Forschung und klinische Erfahrung erweitern unsere Erkenntnisse, insbesondere was Behandlung und medikamentöse Therapie anbelangt. Soweit in diesem Werk eine Dosierung oder eine Applikation erwähnt wird, darf der Leser zwar darauf vertrauen, daß Autoren, Herausgeber und Verlag große Sorgfalt darauf verwandt haben, daß diese Angabe dem Wissensstand bei Fertigstellung des Werkes entspricht.
> Für Angaben über Dosierungsanweisungen und Applikationsformen kann vom Verlag jedoch keine Gewähr übernommen werden. Jeder Benutzer ist angehalten, durch sorgfältige Prüfung der Beipackzettel der verwendeten Präparate und gegebenenfalls nach Konsultation eines Spezialisten, festzustellen, ob die dort gegebene Empfehlung für Dosierungen oder die Beachtung von Kontraindikationen gegenüber der Angabe in diesem Buch abweicht. Eine solche Prüfung ist besonders wichtig bei selten verwendeten Präparaten oder solchen, die neu auf den Markt gebracht worden sind. Jede Dosierung oder Applikation erfolgt auf eigene Gefahr des Benutzers. Autoren und Verlag appellieren an jeden Benutzer, ihm etwa auffallende Ungenauigkeiten dem Verlag mitzuteilen.
> Geschützte Warennamen (Warenzeichen) werden nicht besonders kenntlich gemacht. Aus dem Fehlen eines solchen Hinweises kann also nicht geschlossen werden, daß es sich um einen freien Warennamen handele.

ISBN 3-87758-016-5
© Johannes Sonntag Verlagsbuchhandlung GmbH, Stuttgart 1987, 1994
Jeder Nachdruck, jede Wiedergabe, Vervielfältigung und Verbreitung, auch von Teilen des Werkes oder von Abbildungen, jede Abschrift, auch auf fotomechanischem Wege oder im Magnettonverfahren, in Vortrag, Funk, Fernsehsendungen, Telefonübertragung sowie Speicherung in Datenverarbeitungsanlagen, bedarf der ausdrücklichen Genehmigung des Verlages.
Printed in Germany 1994
Gesamtherstellung: Friedrich Pustet, Graphischer Großbetrieb, Regensburg.

Inhaltsverzeichnis

I. Kapitel – THEORETISCHE GRUNDLAGE 9
   I. Die Moderne Physik 11
   Ambivalenz des Denkens 13
   Rückkehr zu Platon 15

   II. Biologie 21
   Die Information 21
   Die Dimension des Formativen 25

   III. Medizin 27
   Analogie zu Physik und Biologie 27
   Konsequenzen für die Medizin 30
   Der Bereich der Hormone 33
   Die pflanzliche Stimulation der Hormondrüsen 35
   Erfahrungen mit der pflanzlichen Stimulation der Hormondrüsen 40
   Therapie-Ergebnisse 42
   Malignität 48
   Infarkt 51
   Zusammenfassung 53

II. Kapitel – KASUISTIK 55

   Einleitung 57
   Hormondrüsen und Systems-Tafel 62
   Krankheitsbilder 65
   Präparate 67
   Diagnostik – Hormon-Analysen 70
   Innere Medizin 71

Migräne	73
Euthyreote Struma	74
Tonsillen–Hypertrophie	75
Asthma bronchiale	76
Emphysem	77
Bronchitis spastica	78
Ulcus ventriculi	79
Ulcus duodeni	80
Colitis ulcerosa	81
Lithiasis von Hohlorganen	82
Leukämie	83
Varicosis	84
Arteriosklerose	85
Dilatatio cordis	86
Infarkte	87
Coxarthrose	88
Multiple Sklerose	89
Polyneuritis	90
Bandscheiben-Erkrankung	91
Scheuermannsche Erkrankung	92
Polyarthritis rheumatica	93
Jugendliche Entwicklungsstörungen	94
Jugendliche Magersucht und Anorexie	95
Legasthenie	96
Dermatologie	97
Akne	99
Allergose	100
Ekzem	102
Neuro-Dermatitis	103
Psychiatrie	105
Schizophrenie	107
Manisch-depressiver Symptomen-Kreis	108
Gynäkologie	109
Cystadenom	111
Myom	112
Otologie	113

Otosklerose 115
Malignität 117

Literaturverzeichnis 119

Kurzbiographie 120

I. KAPITEL

THEORETISCHE GRUNDLAGE

»In gleicher Weise wie die klassische Physik nur einen Spezialfall der Gesamtphysik darstellt, ist die konventionelle Medizin nur ein Spezialfall der Gesamtmedizin.«

I. Die Moderne Physik

Das bedeutsamste Ereignis unseres Jahrhunderts ist nicht die Mondlandung, sondern die naturwissenschaftliche Erkenntnis, daß die klassische Newtonsche Physik nur einen Spezialfall der Gesamtphysik darstellt. Zu dieser Erkenntnis haben seit Beginn unseres Jahrhunderts geführt: Quantenmechanik, Nuklearphysik und Relativitätstheorie. Dazu der Physiker und Nobelpreisträger *Leon N. Cooper* auf der Lindauer Nobelpreisträger-Tagung 1976: »Zwischen der Quantentheorie und allen anderen vorangegangenen Lehrsätzen der Physik besteht eine tiefe Kluft. Das Aufkommen der Quantentheorie bedeutet für die Wissenschaft Physik eine Revolution.«
Die klassische Physik hat aufgrund konsequenter Anwendung ihrer Prämissen und Methoden, aufgrund des pragmatischen Experiments, der rationalen Analyse und der mathematischen Formel die Entdeckung machen müssen, daß mittels dieser Methoden nur ein Teil des *Universums* sich erschließen läßt, daß ein anderer großer Sektor aber nur anhand anderer unterschiedlicher Methoden ergründbar ist.
Noch die Jahrhundertwende wiegte sich in dem Glauben, daß die ganze Wirklichkeit aufgrund der Gesetze, die die klassische Physik in einem bestimmten Sektor der Realität erfolgreich anwandte, erklärbar, erschließbar, manipulierbar sei.
Erst die moderne Physik, Kern- und Astrophysik haben diesen Glauben der Naturwissenschaftler in Frage gestellt und sind auf Seinsebenen vorgestoßen, wo handgreifliche Realitäten nach Gesetzen sich abspielen, die sich von denen der klassischen Physik unterscheiden.
Kern- und Astrophysik müssen, um Wirkungen zu entfalten, zu Vorstellungen Zuflucht nehmen, die das bisherige vertraute an-

schauliche und sinnfällige Weltbild sprengen. Es hat sich erwiesen, daß nach den Worten des Physikers *C. F. v. Weizsäcker* »das anschauliche Bild der Welt nur ein Vordergrundaspekt ist. Die Fluchtbewegung der Nebel, die nach der allgemeinen Relativitätstheorie anzunehmende Geschlossenheit des Weltraumes von endlichem Volumeninhalt, dessen zweidimensionales Analogon die Oberfläche einer Kugel wäre, überschreiten jede Art der Anschaulichkeit und Vorstellungskraft. In der Kernphysik ist die Tatsache, daß man Mikrozustände nie kennt, nur statistisch erfassen kann, ferner die erfahrene Unmöglichkeit, Objekte der Physik ohne Bezogenheit auf ein Subjekt zu erkennen, ja auch nur zu denken, ein Novum, das unser gewohntes Weltbild erschüttert. Die exakte Wissenschaft unseres Jahrhunderts, der niemand bestreiten kann, daß sie in ihrem Falle mehr weiß als irgendwelche früheren Formen der Wissenschaft, hat den Gewißheitsglauben erschüttert.«

Zur nur noch statistischen Erfaßbarkeit inneratomarer Vorgänge die Physiker *P. Jordan* und *L. N. Cooper*:
Jordan: »Das Reagieren der Atome unterliegt nicht einem kausalen Zwang, sondern nur einer statistischen Gesetzlichkeit, die zwar für große Kollektive das Durchschnittsgeschehen eindeutig festlegt, dabei aber dem individuellen Geschehen an jedem Atom offenen Spielraum läßt. Es verhält sich also wohl so, daß ein Atom sich benimmt wie ein Vogel, den ich in der Hand habe, er kann, wenn er fortfliegt, nach oben, unten, rechts, links fliegen – berechnen von vornherein kann ich dies nicht.«
L. N. Cooper: »In der Newtonschen Physik ist die zukünftige Bewegung eines Partikels innerhalb eines gegebenen Kräftefeldes vorherbestimmt durch die jeweilige Position und Geschwindigkeit des Partikels. Keineswegs so in der Quantenphysik: Hier ist aus den anfangs gegebenen Umständen nicht ablesbar, wie sich das Teilchen in Zukunft verhalten wird. Anders ausgedrückt: In der Quantentheorie führen ein und dieselben Ursachen nicht notwendigerweise zu denselben Resultaten.«
Eine epochale Wende des physikalischen Denkens brachte die »Unschärfe-Relation« *Heisenbergs.* Hier wurde festgestellt, daß der

Beobachter in der Physik immer das beeinflußt, was er beobachten will. Dazu *Weizsäcker:* »Nicht das isolierte Ding, sondern nur das Ganze des Zusammenhangs Mensch–Ding gilt der modernen Physik als Wirklichkeit. Eine Änderung in einem Pol dieses Zusammenhangs kann den anderen nicht unberührt lassen.« Es ist also unmöglich, Objekte der Physik ohne Bezogenheit auf ein Subjekt zu erkennen. Je nach der Form des Experimentes ist das Licht einmal Geschoßgarbe, räumlich diskontinuierlicher Vorgang, oder es ist eine Welle, räumlich kontinuierlicher Vorgang, je nachdem kommt die eine oder andere Eigenschaft zum Vorschein. *Nils Bohr* faßte dieses Phänomen in das Gesetz der Komplementarität.

Russell: »Der naive Realismus ist falsch. Der Beobachter, der vorgibt, einen Stein zu beobachten, beobachtet nicht den Stein, sondern die Wirkungen des Steins auf sich selbst. Wenn die Wissenschaft sich für höchst objektiv hält, taucht sie wider Willen in das Subjektive.«

Ambivalenz des Denkens

Die Physik gelangte also im Laufe unseres Jahrhunderts immer mehr zu einer Ambivalenz, einer Zweispurigkeit des Denkens. Einmal in der klassischen Physik, die auf den Aristotelischen Gesetzen aufgebaute rationale Analyse, das Zeit-Raum-Weltbild und die Kausalität. Dann in der Quantenmechanik und Nuklearphysik das Dominieren einer nichtklassischen Logik, eines Nicht-Raum-Zeit-Weltbildes.

Die Sprache und das Denken der klassischen Physik waren weitgehend durch die Begriffe des 19. Jahrhunderts bestimmt. Die Demokritsche Atomistik dominierte. Die Vorstellung, daß man beim ständigen Teilen von Materie letztlich auf unteilbare und unveränderbare Einheiten, die Atome, stößt, bildete den Ausgangspunkt für die Entwicklung von statistischer Thermodynamik und Chemie.

Es war die Forderung nach präzisen experimentellen Bedingungen,

nach exakten Messungen, nach einer genauen, eindeutigen Sprache und nach einer mathematischen Darstellung der idealisierten Phänomene, die – so *Heisenberg* – das Gesicht dieser Naturwissenschaft bestimmt und ihr den Namen »exakte Naturwissenschaft« eingetragen hat.
Anders in der modernen Physik.
Die im Demokritschen Raum verwurzelten Fragen »Woraus besteht das Proton?« oder »Ist das Neutron teilbar?« sind nun nach Ansicht Heisenbergs falsch gestellt. Die experimentellen Erkenntnisse der letzten 50 Jahre lassen es nicht mehr zu, von teilen oder bestehen zu sprechen. Diese Begriffe haben weitgehend ihren Sinn verloren.
Dazu *Weizsäcker:* »In der klassischen Physik sind Raum-Zeit-Beschreibung und Kausalität widerspruchslos zusammengefügt. Die Quantenmechanik aber symbolisiert den Bruch dieser Einheit, ihr Zerfallen in komplementäre Bilder. Raum-Zeit-Beschreibung und Kausalität sind nur in der klassischen Physik vereinbar. Die Quantentechnik bedient sich einer nicht-klassischen Logik. Sie bedeutet den Verzicht auf die klassische Ontologie. Aufgegeben ist die euklidische Geometrie und die deterministisch verstandene Kausalität.«
So geschah also in der modernen Physik das Abrücken vom Begriff der Materie. Wir wissen heute, daß die letzten Einheiten fern vom Dinghaften, Gegenständlichen, Korpuskulären sind, nichts anderes als durchhaltende Gesetzmäßigkeiten.
Wenzl: »Die Physik lehnt es ab, daß man sich unter Elementarteilchen ausgedehnte Körperchen vorstellen dürfe. Die Elementarteilchen sollen verstanden werden als Kraftzentren mit einer gewissen Reichweite, einem Radius, der für die energetische Auseinandersetzung miteinander und für die Annäherung aneinander bestimmend ist. Die Elementarphysik, Quantenphysik, Mikrophysik von heute steht mit einem Fuß in der Metaphysik, oder wenn das noch zuviel erscheint, sie steht in einem Zwischenreich zwischen anschaulicher klassischer Physik und Metaphysik.«
Weyl: »Physik muß sich der ausgedehnten Substanz entledigen. Das letzte Element ist der dynamische Punkt, aus welchem die

Kraft als eine jenseitige Macht hervorbricht, eine unzerlegbare, ausdehnungslose Einheit. Das Materieteilchen ist nicht einmal ein Punkt im Weltraum, sondern überhaupt nichts Räumliches (Extensives), aber es steckt in einer räumlichen Umgebung drin, von welcher seine Feldwirkungen ihren Ausgang nehmen.«

Wie wir aus dem Vorangehenden sehen, ist das entscheidende Ereignis in der heutigen Naturwissenschaft, daß es in der modernen Physik nicht mehr um Erkenntnismethoden geht, die im aristotelischen Denken gründen.

Heisenberg: »Wer sich in den Raum der Atome begibt, kann mit der aristotelischen Logik so wenig anfangen, wie der Raumfahrer mit den Begriffen Oben und Unten.«

Die Quantentheorie bedient sich nicht mehr der klassischen Logik, sondern kontingenter Aussagen. Sie ist eine Art Metamathematik. Die klassische Logik zeitigt zeitlose Aussagen: $2 \times 3 = 6$. Die Quantentheorie muß sich auf kontingente Aussagen beschränken, die jetzt wahr und zu einem anderen Zeitpunkt falsch sind: Am Ort X ist ein Elektron.

Heisenberg: »Die Quantentheorie ist ein wunderbares Beispiel dafür, daß man einen Sachverhalt in völliger Klarheit verstanden haben kann und gleichzeitig doch weiß, daß man nur in Bildern und Gleichnissen von ihm reden kann. Wenn wir über diese Welt sprechen wollen, müssen wir uns mit Bildern und Gleichnissen begnügen, fast wie in der religiösen Sprache.«

Rückkehr zu Platon

Die moderne Physik postuliert also eine *Ambivalenz*, eine Zweispurigkeit des Denkens gemäß der Unterschiedlichkeit der Bereiche der klassischen und der Nuklearphysik. Es gilt hier zusätzlich ein Strukturdenken, ein Bilderdenken, ein formatives Denken. Das ist die Rückkehr von Aristoteles zu Platon. »Am Anfang war die Symmetrie« (Platon) trifft nach Heisenbergs Auffassung sicher weit eher zu als die demokritsche These: »Am Anfang war das Teilchen.«

Es sind immer eindeutiger die Archetypen Platons, die in der modernen Physik den letzten Urgrund darstellen. Dieser Bezug zu Platon trat schon in den Anfangsjahren der modernen Physik in dem freien, begeisternden Umgang mit dem neuen Stoff zutage, wie er auch in Platons Dialogen zwischen Sokrates und seinen Schülern geschildert wird. Dies war der Arbeitsstil der Physiker um *Max Born, Pascual Jordan, Heisenberg, Pauli, Weizsäcker* und anderen in der Talentschmiede in Göttingen. Es ist eine Vorstellung Platons, daß die Teilung von Materie auf symmetrische Strukturen führt, die selber nicht mehr Materie sind, sondern Urbilder darstellen, Ideen, die das Verhalten und die Erscheinungsweisen der Materie in der Natur prägen.

Hier wird euklidische Geometrie und deterministisch verstandene Kausalität aufgegeben. Bewußtsein und Materie sind dann verschiedene Aspekte derselben Wirklichkeit.

Dazu *Max Planck:* »Als Physiker, also als Mann, der sein ganzes Leben der nüchternen Wissenschaft, der Erforschung der Materie diente, bin ich sicher von dem Verdacht frei, für einen Schwarmgeist gehalten zu werden. Und so sage ich nach meinen Erforschungen des Atoms folgendes: Es gibt keine Materie an sich! Alle Materie entsteht und besteht nur durch eine Kraft, welche die Atomteilchen in Schwingung bringt und sie zum winzigen Sonnensystem des Atoms zusammenhält. Da es aber im ganzen Weltall weder eine intelligente noch eine ewig abstrakte Kraft gibt, so müssen wir hinter dieser Kraft einen bewußten, intelligenten Geist annehmen. Nicht die sichtbare, aber vergängliche Materie ist das Reale, Wahre, Wirkliche (denn die Materie bestünde ohne diesen Geist überhaupt nicht), sondern der unsichtbare, unsterbliche Geist ist das Wahre.«

Pauli: »Das eine Extrem ist die Vorstellung einer objektiven Welt, die unabhängig von irgendwelchen beobachtenden Subjekten in Raum und Zeit gesetzmäßig abläuft; sie war das Leitbild der neuzeitlichen Naturwissenschaft. Das andere Extrem ist die Vorstellung eines Subjekts, das mystisch die Einheit der Welt erlebt und dem kein Objekt, keine objektive Welt mehr gegenübersteht; sie war das Leitbild der asiatischen Mystik. Irgendwo in der Mitte

zwischen diesen beiden Grenzvorstellungen bewegt sich unser Denken; wir müssen die Spannung, die aus den Gegensätzen resultiert, aushalten.
Man soll niemals durch rationale Formulierung festgelegte Thesen als die einzig möglichen Voraussetzungen der menschlichen Vernunft erklären. Ich halte die Zielvorstellung einer Überwindung der Gegensätze, zu der auch eine sowohl das rationale wie das mystische Einheitserlebnis umfassende Synthese gehört, für den ausgesprochenen Mythos unserer eigenen heutigen Zeit.«
Dieses ambivalente Denken war in hohen Zeiten des Abendlandes die Ausgangslage für Wissenschaft und Kultur.

Romano Guardini: »Das griechische Denken hat den Begriff bejaht, die Abstraktion bis ins letzte durchgeführt. Aber wie stark waren in der Antike die Kräfte mystischen Erlebens und symbolischer Anschauung. Diese Mysterien aber wurden nicht als wissenschaftlichem Ernst widersprechender Aberglaube betrachtet. Sie standen vielmehr mitten im Gesamtbild dessen, was zur vollendeten Persönlichkeit gehörte. Und das nämliche griechische Volk hat sich in seinem bauenden, bildenden Schaffen nicht behindert gefühlt. Offenbar haben also hier abstrahierende Begriffsbildung und erlebende, schauende, gestaltende Kräfte einander nicht geschadet.

Und im Mittelalter galt zuversichtliches, durch keine Begriffsmüdigkeit geschwächtes Denken, das aber die Kraft mystischen Schauens nicht störte. Die Begriffsarbeit der Scholastiker war mit der Schau des Religiösen und Mystikers verbunden. Die großen Mystiker waren auch Scholastiker. Ekkehard hat Thomas von Aquin in sich aufgenommen. Die Denkarbeit des Mittelalters war ganz von religiöser, ja mystischer Schau getragen. In Antike und Mittelalter war offenbar das wissenschaftliche Denken entschiedenerweise in das lebendige Ganze des erkennenden Menschen eingebaut. Dadurch hat der Begriff, ohne seinen Charakter als Erfassung des Abstrakt-Allgemeinen zu verlieren, eine tiefe Lebensnähe.«
Der Bruch, die Festlegung auf die Eingleisigkeit des Denkens, trat erst im 19. Jahrhundert zutage.

Wilhelm Stählin: »In Jahrhunderten haben wir eine Fähigkeit der technisch erweiterten Naturbetrachtung entwickelt, die zu einer beispiellosen Erforschung der vordergründigen Wirklichkeit geführt hat, aber um den Preis, daß die tieferen Schichten der Weltwirklichkeit unserem Blicke immer mehr entschwunden sind.«

R. M. Rilke: »Der Aufklärungsprozeß war ein Tun ohne Bild.«

Eine Ambivalenz des Denkens, eine Ambivalenz zweier Wege des Erkennens, das kennzeichnete in den großen Zeiten der abendländischen Kultur die Welterfassung. Einmal das rational-analysierende Denken und die mathematische Formel. Zum anderen Mal das Schauen, irrational, mit Dimensionen kommunizierend, die außerhalb des sinnenhaft Faßbaren sind.

Das Spezifische europäischer Welterfassung war es, dem rational-begrifflichen Denken und dem intuitiven Schauen gleichwertige Legitimation zuzuerkennen, das Wirkliche und Wahre zu ergründen. Sinnenhafte Weltzugewandtheit und transreale Schau hielten sich die Waage.

Dann kam die zwar effiziente, aber auch gefährliche Festlegung auf den einen Weg der Erkenntnis, der zwar zur technisch-mechanisierten Zivilisation führte, aber in seinem Anspruch auf Exklusiv-Legitimation zur Erkenntnis der gesamten Wirklichkeit falsch war. Er versagte, wo es um den Urgrund des »Wirklichen« ging.

Nach dem langen einseitigen Pendelausschlag nach der Seite, wo die Denkmethoden der klassischen Physik den einzigen Weg zur Erkenntnis des Universums darstellen, nähert sich dank der modernen Physik die Welterfassung wieder der Synopsis.

Nochmals möchte ich hierzu einem der berufensten Vertreter der modernen Physik das Wort geben: *Heisenberg:* »Der Unterschied, auf den Goethe so großen Wert legte, zwischen dem unmittelbaren Anschauen und der nur rationalen Ableitung, entspricht wohl ziemlich genau dem Unterschied der beiden Erkenntnis-Arten Episteme und Dianoia der platonischen Philosophie. Episteme ist eben dies unmittelbare Gewißwerden, auf dem man ruhen kann, hinter dem man nichts weiter mehr zu suchen braucht. Dianoia ist das Durchanalysierenkönnen, das Ergebnis des logischen Arbeitens. Auch bei Platon wird deutlich, daß nur die eine Art der Erkenntnis, die Episteme, die Verbindung mit dem Eigentlichen, dem Wesentlichen, mit der Welt der Werte vermittelt, während die Dianoia zwar Erkenntnis verschafft, aber nur wertfrei. Wenn Goethe die Ideen mit den Augen sehen kann, so sind es eben andere Augen als die, von denen heute gewöhnlich die Rede ist. Jedenfalls könnte man die Augen an dieser Stelle nicht durch ein Mikroskop oder eine fotografische Platte ersetzen.

Die ganz großen Zusammenhänge werden in den Grundstrukturen, in den sich manifestierenden platonischen Ideen sichtbar, und diese Ideen können, da sie von der dahinterliegenden Gesamtordnung Kunde geben, vielleicht auch von anderen Bereichen der menschlichen Psyche als nur von der Ratio aufgenommen werden, von Bereichen, die eben selber wieder in unmittelbare Beziehung zu jener Gesamtordnung und damit auch zur Welt der Werte stehen. Der lichte Bereich, den Goethe überall durch die Natur hindurch erkennen kann, ist auch in der modernen Naturwissenschaft erkennbar geworden, dort, wo sie von der großen einheitlichen Ordnung der Welt Kunde gibt. Wir werden von Goethe auch heute noch lernen können, daß wir nicht zugunsten des einen Organs, der rationalen Analyse, alle anderen verkümmern lassen dürfen, daß es vielmehr darauf ankommt, mit allen Organen, die uns gegeben sind, die Wirklichkeit zu ergreifen.

Die Sprache der Bilder und Gleichnisse ist wahrscheinlich die einzige Art, sich dem ›Einen‹ von allgemeineren Bereichen her zu nähern. Wenn die Harmonie in einer Gesellschaft auf der gemeinsamen Interpretation des ›Einen‹ beruht, so dürfte an dieser Stelle die Sprache der Dichter wichtiger sein als die der Wissenschaft.«

Platon: »Das Erfassen der Ideen durch den menschlichen Geist ist mehr ein künstlerisches Schauen, ein halbbewußtes Ahnen, als ein verstandesmäßiges Erkennen. Es ist eine Wiedererinnerung an Formen, die dieser Seele schon vor ihrem Erdendasein eingepflanzt worden waren.«

Kepler: »Erkennen heißt, das sinnlich Wahrnehmbare außen mit den Urbildern innen vergleichen und es damit übereinstimmend zu beurteilen: Geometria est archetypus pulchritudinis mundi.«

Der Nobelpreisträger und Physiker *B. D. Josephson* ging anläßlich der Lindauer Nobelpreisträger-Tagung so weit, der *konventionellen die transzendentale Physik gegenüberzustellen.*

Ich habe mich im Vorangegangenen bemüht, in möglichst allgemeinverständlicher Weise die so bedeutsame »Revolution« darzustellen, die sich seit Beginn unseres Jahrhunderts in der Physik vollzogen hat und zusehends eindeutiger für das ganze naturwissenschaftliche Denken Gültigkeit gewinnt.

Sie hat dem Irrtum neuzeitlichen Denkens ein Ende gesetzt, als ob nur das real, wirklich, wahr gelten könne, was durch das pragmatische Experiment, die rationale Analyse, die mathematische Formel erfaßbar ist.

Sie ist von dem die Wirklichkeit verkürzenden Denken eingleisiger Art wieder zurückgekehrt zum ambivalenten Denken, das den Seins-Dimensionen, die sich der rationalen Analyse nicht erschließen und für sie nicht zugänglich sind, dieselbe Realität zuerkennt wie der vordergründigen Welt. Diese Entwicklung in der modernen Physik erfordert die Einführung einer neuen Dimension der Welterfassung, die für die ganze moderne Naturwissenschaft verbindlich erklärt werden muß: Die Dimension der Form- und Gestaltkräfte: *Die Dimension des Formativen.*

II. Biologie

Im vorausgehenden Kapitel habe ich mich mit den Bausteinen der Welt des »*Gegenständlichen*«, gemeinhin »*Natur*« genannt, und deshalb auch mit dem Begriff *Naturwissenschaft*, beschäftigt: mit der *Physik*. In die Behandlung dieses Themas *Physik* war auch das Thema »*Chemie*« mit einbezogen, denn nach *Heisenberg* sind Physik und Chemie heute zu einer völligen Einheit zusammengeschmolzen. Chemische Vorgänge haben ihre Wurzel in den geheimnisvollen Impulsen der Elementarteilchen.

Nun gehen wir über zu dem anderen großen Bereich der Natur, der das »*Lebendige*« umfaßt und den wir *Biologie* nennen. Hier tritt, anders als in der *Physik*, ein Neues hinzu: Die Entwicklung mannigfaltigster Strukturen und Formen über fortwährenden Gasaustausch. Bis hinab zum Molekül ist alles in unendlicher Mannigfaltigkeit und Vielfalt durchstrukturiert. Hier dominiert die fast unfaßliche Gestaltungskraft der Natur, die zum organischen Leben führt. Hier ist, schon im Makroskopischen erfaßbar, der Triumph der Form, der Gestalt.

Dieses Geschehen im Biologischen läßt sich auf eine Anzahl Elementarfunktionen reduzieren, die auf die mikromolekulare Struktur der Zelle zurückführen und die wir im Elektronenmikroskop ergründen.

Die Information

Fassen wir das Urgeschehen der Biologie ins Auge, die Vereinigung von Ei- und Samenzelle und die darauffolgenden Vorgänge, kurz *Blastogenese* genannt.
Hier herrscht ein unfaßbares Phänomen vor: der Bauplan als *Infor-*

mation, der sich materiell und funktionell in den Zellkernen, den Chromosomen, den Genen befindet.
Ein kodifizierter Text in den Genen der Chromosome ist die Ausgangslage zur Aufrechterhaltung aller Zellvorgänge. Es ist eine Bibliothek vorhanden, umfassend und riesengroß. Leben ist Ablesen kodifizierter Texte. Abgelesen wird der Text von der Messenger-Ribonukleinsäure (RNS). Dabei vollzieht sich ein »Wunder«: das Geschehen der *interzellulären Kommunikation.* Der Ausgang sind zwei Zellen, die Ei- und Samenzelle. Diese Zellkoppelung teilt sich immer wieder identisch, so daß nach gesundem Menschenverstand letztlich alle Zellen so aussehen müßten wie alle anderen: ein undifferenzierter Zellhaufen.
Dies aber ist nicht der Fall. Es setzt ein Vorgang minuziöser Differenzierung ein, es entstehen gänzlich unterschiedliche Zellen: Knochenzellen, Muskelzellen, Blutzellen, Herzzellen und andere. Hier drängt sich nun die Frage auf: Woher weiß die einzelne Zelle als Teil eines undifferenzierten Zellhaufens, daß sie sich später zu einem Verband von Knochen-, Muskel-, Blut- und Herzzellen entwickeln muß?
Der Formimpuls geht von dem genetischen Kode im Zellkern aus. In diesem umfassenden Kode wird plötzlich alles zugedeckt, was eine andere Zellform als – sagen wir – eine Knochenzelle veranlaßt hätte. In dieser vielblättrigen Kode-Bibliothek wird nur eine einzige Seite aufgeschlagen, alle anderen zugedeckt. Wer veranlaßt dieses Geschehen, und woher kommt dieser Gestaltsimpuls?
Dasselbe »Wunder« vollzieht sich außer in der Blastogenese in der Wundregeneration, dem Heilvorgang einer Wunde. Wer veranlaßt, daß plötzlich die Zellregeneration zum Abschluß kommt und nicht ins Endlose weiterwuchert? Auch hier die Frage: Aus welcher Dimension kommen solche Impulse?
Hinsichtlich der unfaßbaren *Informationspotenz* des Zellkerns ist nachfolgendes Experiment des Biologen *Gordon* aufschlußreich: Gordon zerstörte den Kern einer Eizelle des Frosches. In die leere Eizelle implantierte er den Kern einer Darmzelle eines Frosches. Die Eizelle enthielt also jetzt das Programm einer Darmzelle. Aus dieser neuen Eizelle entstanden nun nicht, wie aufgrund rationalen

Denkens zu erwarten wäre, beim Teilungs- und Wachstumsvorgang eine Sammlung von Darmzellen, sondern es entstand ein ganz kompletter Frosch mit Zeugungsfähigkeit.
Es ergibt sich nun daraus, daß die verschiedenen Zellen den Plan des *Gesamtorganismus* Frosch in ihrem Kode enthalten. Als die Zelle Darmzelle war, waren alle die anderen Kodes für die Entwicklung des Gesamtorganismus Frosch einfach zugedeckt.
Im Vorgang der Entwicklung eines differenzierten Gesamtorganismus aus dem undifferenzierten Zellhaufen der Blastogenese muß ein unerhört minuziöses Zusammenspiel und Voneinanderwissen der einzelnen Zellen sich abspielen. Es reicht hier die Vorstellung einer Säfteverbindung auf chemisch-physikalischer Grundlage zwischen den einzelnen Zellen nicht aus. Es müssen irgendwelche Möglichkeiten des »Wissens« aller Zellen um den Plan aller anderen Zellen vorhanden sein.
Hier stoßen wir auf dasselbe Phänomen von Fernwechselwirkungen, wie es sich in der Physik abspielt.
Hier die Tatsache, daß jede Zelle »weiß«, was die andere macht. Nur so ist die Entwicklung des Embroys aus dem embryonalen gleichartigen Zellhaufen zu erklären. Wir müssen eine interzelluläre Kommunikation, *Exchangeforces, Fernwechselwirkungen,* annehmen, und das wiederum weist auf die übergeordnete Regel- oder *Informationszentrale* hin.
Das ähnliche Phänomen ist in der modernen Physik unter der Bezeichnung »*Pauli-Prinzip*« bekannt. Danach weiß ein Elektron, das von außen an ein Atom herankommt, welche Quantenzahlen-Kombinationen die bereits vorhandenen Elektronen besitzen. Ursprünglich wurde angenommen, das erfahre das herankommende Elektron irgendwie durch Kontakte mit diesen vorhandenen Elektronen. Die experimentelle Überprüfung ergab jedoch, daß keinerlei energetischer oder dynamischer Kontakt zwischen dem Elektron und den vorhandenen Elektronen besteht. Daraus mußte der Schluß gezogen werden, daß wie bei den Embryonalzellen ein regelrechtes Wissen dieses Elektrons um den Zustand der anderen Elektronen besteht.
Dieses Phänomen ist nun ebensowenig mit Materie-Energie-Glei-

chungen zu erklären wie das interzelluläre »Wissen« in der Blastula. Beide Vorgänge sind nur dann verständlich, wenn man von einer rational nicht zu erfassenden Vorstellung von *Exchangeforces, Austauschkräften,* ausgeht.
Der Biologe *Vester* sagt zu diesem analogen Phänomen in der Biologie und Physik: »Dort das Wissen aller Zellen um den Plan anderer Zellen, hier das Wissen der Atome voneinander. Die Atome müßten sich früher einmal zu irgendeiner Zeit gekannt haben. Fast klingt es, wie wenn Großmutter dem kleinen Fritzchen abends im Bett ein Märchen erzählt. Diese für die Physik ungewöhnliche Ausdrucksweise, nämlich daß ein Atom wissen und behalten kann, ob es einem anderen Atom einmal begegnet ist, bedeutet, daß man für gewisse neuentdeckte Phänomene keine der wohldefinierten physikalischen Größen wie Masse, Energie und so weiter mehr heranziehen kann. Man ist gezwungen, Fernwechselwirkungen auf nichtenergetischer Grundlage zwischen Atomen anzunehmen. Weiter würde dies aber auch bedeuten, daß ein Atom in gewissem Sinne ein Individuum und von jedem andern verschieden ist, sonst könnte es nicht von einem andern Atom erkannt werden. Dies sind in der Physik und Biologie zwei ungeheure Feststellungen, die wahrscheinlich noch philosophische Konsequenzen haben werden.«
Ich habe dargelegt, was für umwälzende Erkenntnisse in der Biologie aufgrund der Forschung moderner Molekularbiologie anhand des Elektronenmikroskopes sich ergeben. Das Denken in den Bahnen bisheriger klassischer, vorwiegend morphologischer Biologie wird danach ebensowenig mehr den Tatsachen gerecht, wie das Denken in der klassischen Newtonschen Physik – auf pragmatisches Experiment, rationale Analyse, mathematische Formel beschränkt – das atomare Geschehen deuten konnte.
Es muß eine neue Dimension erschlossen werden. Das ergibt sich hier in der Molekularbiologie, wie es sich in der modernen Physik ergab.
Lassen wir wiederum den Biologen *Vester* sprechen: »Hier vollzog sich die Entdeckung einer ganz neuen Dimension, nämlich der *Information,* die sich nach dem Erfinder der *Kybernetik, Wiener,*

als dritte Entität neben Materie und Energie stellt. Ihre Entdeckung bedeutet wohl eine *Erkenntnisrevolution,* die der *Quantenmechanik* an Gewichtigkeit nicht nachsteht. Sie basiert auf der in den Genen der Chromosomen entdeckten gewaltigen Bibliothek kodifizierter Texte, die in jedem Gen so umfassend vorhanden sind, daß genügend Platz da ist für alle Spezies dieser Erde in vergangenen und künftigen Formen.

Jede Zelle enthält den gesamten Kode, den Computer und den Programmierer. Die Texte werden durch Messenger-RNS angelesen, aber aufgeschlagen ist immer nur eine Seite dieses Buches als aktueller Kode.

Diese Information, die wir nicht kennen, ist nicht energetisch-materiell-zeitgebunden. Es genügt hier wie in der Quantenmechanik nicht mehr das *Raum-Zeit-Weltbild.* Vielleicht gibt es irgendeine nicht mit dieser Welt unmittelbar verbundene Welt, die im Raum zeitlos ist und aus der die Informationen kommen. Solche Informationen wandern in die Materie hinein und werden dort gespeichert.«

»Der Bauplan« – so der Physiker *Walter Heitler* – »und die mit ihm zusammengehörigen biologischen Gesetze haben ihre Heimat ebenso wie die physikalischen Gesetze in der Welt der Transzendenz.«

Die Dimension des Formativen

Meine Darlegungen in den Kapiteln *Physik* und *Biologie* machen deutlich, welch gewaltige Revolution des Denkens sich in unserem Jahrhundert in der Naturwissenschaft ereignet hat.

Die moderne Naturwissenschaft wurde durch die ehrliche, kompromißlose, konsequente Anwendung ihrer Prämissen zu der Erkenntnis gezwungen, daß mit den bisherigen Methoden der klassischen Physik und Biologie, dem pragmatischen Experiment und der rationalen Analyse, nur ein Teil des Universums sich erschließen läßt. Sie hat deshalb ihren jahrhundertealten Anspruch aufgegeben, daß die von ihr angewandten Methoden die einzig möglichen zur Erkenntnis der Wirklichkeit seien. Sie erkannte, daß es Phänomene der Wirklichkeit gibt, die sich dem analytisch-rationalen Denken nicht erschließen und durch eine andere Art des Erkennens erfaßt werden müssen. Über diese andere Art des Erkennens zwei namhafte Naturwissenschaftler:

Weizsäcker: »Eine Wahrheit in der Wissenschaft wird fast immer zuerst geahnt, dann umstritten und dann bewiesen. Den wirklich produktiven, den bedeutenden Forscher zeichnet ja meistens aus, daß er noch einen Instinkt, ein Gefühl, eine nicht mehr ganz realisierbare Wahrnehmung für Zusammenhänge hat, die weiter reicht als die der meisten anderen Leute, und deshalb ist er zuerst an der betreffenden Wahrheit.«

Der Biologe und Nobelpreisträger *Kendrew* über die Entdeckung des DNS-Moleküls durch zwei seiner Mitarbeiter: »Wahrscheinlich ist dies die größte biologische Entdeckung der letzten Jahrhunderte, und sie wurde innerhalb von 2–3 Wochen gemacht. Mit Intuition oder genialischer Einsicht, ich weiß nicht, wie man es bezeichnen soll. Ich kann es jedenfalls nicht erklären, wie die beiden zu ihrer Entdeckung kamen, und ich bezweifle, ob sie es selber können.«

Nuklear- und Quantenphysik führten uns zu dem Prinzip der *Bild-* und *Gestaltkräfte* im Sinne Platons. Die moderne Biologie führt uns zum Begriff der *Information.* Diese stellt neben *Materie* und *Energie* die *dritte Entität,* die dritte Form der Wirklichkeit dar. Auch hier wie in der Physik die Rückkehr zu einem *ambivalenten Denken:* die *rationale Analyse* und das *Schauen.*

Aus beiden Bereichen tritt uns eine neue Dimension entgegen, die wir künftighin in jede Naturbetrachtung – und das wird auch die *Medizin* einschließen – einbeziehen müssen. Sie ist außerhalb des Materie-Energie-Denkens, sie ist außerhalb rationaler Erfassung aufgrund der aristotelischen Denkgesetze.

Verbindlich für jede Art von Naturbetrachtung wird künftig diese Dimension des *Formativen* sein. Gehen wir über zum dritten Bereich, in dem sie auch gültig sein muß, zur humanen Heilkunde, zur *Medizin.*

III. Medizin

Nach den Exkursionen in *Physik* und *Biologie* nunmehr der Hauptgegenstand dieser Arbeit: die *Humanmedizin*. Auch hier geht es um die Welt des »*Gegenständlichen*«, also um Physik und Chemie. Nachdem aber nach Heisenberg moderne Physik und Chemie zu einer völligen Einheit verschmolzen sind, und da chemische Vorgänge ihre Wurzel in den geheimnisvollen Impulsen der Elementarteilchen haben, ist damit die eine Ausgangslage der Medizin in erster Linie die Physik.
Zugleich aber geht es in der Medizin um Vorgänge des Lebendigen. Somit ist sie gleichzeitig dem Bereich der Biologie zuzuordnen. Wenn, wie wir in den vorausgehenden Kapiteln sahen, in diesen *beiden* Bereichen ein neues naturwissenschaftliches Denken Einzug hielt, muß dies auch für die Medizin gelten.
Aufgrund dieser Feststellung formulierte ich zu Beginn die These, die es nun zu beweisen gilt:
> Wie die klassische Physik nur einen Spezialfall der Gesamtphysik darstellt, ist die konventionelle Medizin nur ein Spezialfall der Gesamtmedizin.

Analogie zu Physik und Biologie

Wir wissen, es sei in Anbetracht seiner Bedeutung hier nochmals wiederholt, daß moderne Physik, Quantenmechanik und Nuklearphysik einerseits, Molekularbiologie andererseits heute weit über den Rahmen bisher angewandter naturwissenschaftlicher Methoden hinausgehen. Die gewohnten Prämissen sind nicht mehr von absoluter Gültigkeit. Die aristotelische Logik ist in der Quantenmechanik nur noch bedingt anwendbar. Man ist gezwungen, Wege einer neuen *Quantenlogik* und einer *Metamathematik* zu beschreiten. Die Weltraumformel von der gekrümmten dreidimensionalen Fläche und die Tatsache, daß sich die Nebel mit einer Geschwindigkeit proportional zu ihrer Entfernung von der Erde von uns wegbewegen, übersteigen jede Vorstellung. Fernerhin zeigen das Gesetz der Komplementarität, die Heisenbergsche Ungenauigkeits-Relation, der Umstand, daß letzte Grundlagen der »Materie« je nach experimentellen Bedingungen das eine Mal als räumlich diskontinuierlicher, das andere Mal als kontinuierlicher Vorgang sich erweisen, wie sehr die moderne Physik gegenüber der klassischen Physik unterschiedliche Wege einschlagen mußte.

Das Wort *Max Plancks:* »Es gibt keine Materie«, das Wort *Heisenbergs* von der Unzulänglichkeit der aristotelischen Logik in der Atomphysik, die Widerlegung der Kausalitätsvorstellung der klassischen Physik in der Nuklearphysik führen einem klar vor Augen, wie sehr die Methoden der gesamten modernen Naturwissenschaft, die nun einmal in der Wissenschaft vom »Gegenständlichen« in der Physik gründet, erweitert, ergänzt werden müssen.

Auf dieselbe Erkenntnis stießen wir in der Biologie. Das Eindringen der molekularbiologischen Forschung in die Urgründe des Lebendigen, in den Informations-Kode der Gene, führte zur Erkenntnis der Unzulänglichkeit ausschließlich klassisch-physikalischer Methoden. Es öffnete sich eine neue Dimension des Lebendigen zusätzlich zu Materie und Energie: die *Information,* eine dritte Entität, eine dritte Erscheinungsform der Wirklichkeit.

Dieses neue Denken, das moderne Physik und Biologie anzuwenden gezwungen waren, je tiefer sie in den Bereich der Grundphänomene vorstießen, hat in der heutigen Medizin noch keinen Niederschlag gefunden. Hier gilt immer noch nur das als wirklich, was aufgrund der bisherigen klassischen Methoden, durch das pragmatische Experiment, die rationale Analyse und die mathematische Formel meßbar, wägbar, beweisbar ist.

Dies Verharren in der Ausschließlichkeit bisheriger Methoden, dies Unberührtsein von der Grundlagenforschung der modernen Naturwissenschaft ist wohl der wesentliche Grund, weshalb in der heutigen Humanmedizin hinsichtlich der Ursachenkenntnis und der Kausaltherapie der Krankheiten eine nicht mehr zu übersehende Krise entstanden ist.

Es geht nicht länger an, auf einem so bedeutungsvollen Gebiet der Naturwissenschaft wie der Medizin das neue Denken in der Grundwissenschaft Physik außer acht zu lassen. Es kann kein Zweifel darüber bestehen, daß es der modernen Physik und keiner anderen Wissenschaft gelungen ist, in der Quantenmechanik und Nuklearphysik das gemäß praktischer Verifizierung der Wahrheit am nächsten Kommende über das Universum auszusagen. Die moderne Physik ist der Spitzenreiter heutiger Naturwissenschaft. Das neue Denken ging von Physikern wie *Planck, Jordan, Heisenberg, v. Weizsäcker, Bohr, Born, Pauli* und anderen aus.

Das Essentielle dieser Revolution kulminiert – wir haben im Kapitel *Physik* eingehend darüber gesprochen – in der Entdeckung letzter Urbilder. *Heisenberg* weist immer wieder auf diese Tatsache hin, daß wir in der Nuklearphysik und Molekularbiologie auf diese Urphänomene gestoßen sind. Es sind einmal das in den Genen des Zellkerns entdeckte Fadenmolekül der Nukleinsäure, das das Erbgut des betreffenden Lebewesens prägt, also den Ort der Gestaltungskraft darstellt, das andere Mal, in der Nuklearphysik, die verschiedenen Elementarteilchen als Grundformen der Natur. Diesen Schritt, das Einbeziehen der Dimension transzendentaler Urformen in das Denken, hat die Medizin bisher nicht vollzogen, wiewohl gerade sie als die Wissenschaft, die sich mit den wohl differenziertesten Gestalt- und Formphänomenen, den Menschen, zu befassen hat, in erster Linie dazu berufen wäre.

Hier muß man erkennen, daß die bisherigen Methoden nur einen, aber nicht den ausschließlichen Weg darstellen, das Wesen der menschlichen Physis zu erforschen. Hier gilt ein Wort *Heisenbergs*, das er auf die gesamte naturwissenschaftliche Forschung anwandte und das auch für die Medizin seine Gültigkeit hat: »Die großen Zusammenhänge in der Natur werden von der menschlichen Psyche, vielleicht auch von anderen Bereichen als der Ratio aufgenommen, so daß es falsch ist, zugunsten des einen Organs, der rationalen Analyse, in dem Bemühen, das Wesen der Natur zu erfassen,

alle anderen, das ›Schauen‹, ›Ahnen‹, ›Fühlen‹, ›Glauben‹, verkümmern zu lassen.«
Nachdem ein Naturwissenschaftler, dem aufgrund seiner bahnbrechenden Erkenntnisse nicht Ignoranz hinsichtlich der Methode der Abstraktion vorgeworfen werden kann, diese Methode der Ratio nicht als alleinigen Weg zur Naturerkenntnis gelten läßt, ist ein höchst bedeutsamer Schritt auch in der Entwicklung künftigen medizinischen Denkens getan worden.

Konsequenzen für die Medizin

Der in der heutigen Medizin eng gefaßte Begriff *Physis, Körper,* der nie die ganze Wirklichkeit des Somatischen im Menschen umfaßte, muß einem erweiterten Begriff »*Physis*« weichen. Zäune müssen niedergerissen werden, und der Weg zu ganzheitlichem Erfassen, der von einer zu eng gefaßten medizinischen Naturbetrachtung blockiert wird, muß freigegeben werden.
Die bisherige Prädominenz und Ausschließlichkeit der Methoden der klassischen Physik und Chemie hat neben beispiellosen Erfolgen auf einzelnen Gebieten in der Weiterentwicklung der Ursachenerkenntnis der Krankheiten, wie schon erwähnt, eine krisenhafte Situation heraufbeschworen.
Es geht hier um die Kausaltherapie in der inneren Medizin. Sie ist, trotz allen atemberaubenden Fortschritten der klassischen Physik und Chemie, in einem sorgenerregenden Zustand. Diese Erkenntnis ist nicht ausschließlich Besitz einer fachwissenschaftlichen Minderheit. Da dieser Mißstand tief in das alltägliche Leben eines jeden von uns eingreift, ist die Klage darüber allgemein. Von lediglich etwa 30% der Krankheiten der inneren Medizin wissen wir die Ursache. In etwa 70% der Krankheitsbilder ist uns die Ursache ein Geheimnis. Stoffwechselkrankheiten wie Diabetes mellitus, Gicht, Nervenkrankheiten wie multiple Sklerose, Parkinson, amyotrophe Lateralsklerose, Myasthenie, die Entartungen des Gewebes in die Malignität (Karzinom, Sarkom), Blutkrankheiten wie Leukämie

und andere, Erkrankungen des Immunsystems wie AIDS, verwehren uns den Einblick in ihre eigentliche Ursache. Trotz aller differenzierten Chemie, Virologie, Bakteriologie, Serologie ist uns weithin der Zutritt zum Bereich der Ursachen bei zahlreichen Krankheiten verwehrt.

So sind wir in der Kausalerforschung einer großen Zahl für die Menschheit aufs schlimmste sich auswirkenden Erkrankungen mit den bisher üblichen Methoden kaum weitergekommen. Hier wird der Ruf nach zusätzlichen Wegen der Naturforschung akut. Wir investieren Milliarden in die Raumfahrt und die Erforschung des extraterrestrischen Raums, haben dort atemraubende Erkenntnisse, und vor unserer Tür liegen Unordnung und Problem über Problem von tagtäglich handgreiflich aktuellster und schmerzlichster Bedeutung.

Es ergibt sich also für die Medizin die Schlußfolgerung, daß wir von der alleinigen Geltung eines *Soma* (Leib) als physikalisch-chemischem Phänomen Abstand nehmen und zusätzlich nach anderen Methoden der Betrachtung Ausschau halten. Hier kann das Postulat Heisenbergs von der Ablehnung der Ausschließlichkeit rationaler Analyse als Erschließungsmethode des Naturgeschehens Hindernisse wegräumen, die bis heute Wege der Forschung blockieren.

Es steht außer Diskussion, daß schon die physische Wesenheit »Mensch« – ganz abgesehen von seinen Kategorien des Verstandes, des Gemütes, des Geistig-Religiösen – durch die Methode rational-experimenteller Analyse allein nicht zu erfassen ist.
Dem forschenden und als Therapeut praktizierenden Arzt drängt sich zusehends mehr auf, daß allein in der Beschränkung auf das Feste, Flüssige, Gasförmige, Elektrodynamische das Wesen der menschlichen *Physis* nicht erfaßt werden kann.
Moderne Physik und Molekularbiologie haben nolens volens Neuland betreten und damit mutig bisher versperrte Wege geöffnet. Die heutige Medizin muß diesem Vorbild aus dem Bereich ihr ja wesensverwandter Disziplinen Folge leisten.
Wir müssen innerhalb der *Physis* des Menschen eine neue Dimension einführen, die den uns sinnfällig erfaßbaren, direkt registrier-

baren Kategorien des Festen, Flüssigen, Gasförmigen, Elektrodynamischen zu- oder übergeordnet ist.

Angesichts des Nicht-Ausreichens rational-experimenteller Methoden in der Kausalerforschung ist die Frage am Platze: Geht es hier um eine Dimension, die außerhalb der Kategorien der »herrschenden Lehrmeinungen« liegt? Handelt es sich um Störungen einer Seinsebene innerhalb der menschlichen *Physis,* die nicht durch Analyse, Skalpell, Retorte, Reagenzglas, Säuren, Laugen, Erhitzung unmittelbar angegangen werden kann?

Es muß in Erwägung gezogen werden, daß innerhalb der menschlichen *Physis* eine bis heute ignorierte Seinsebene vorhanden ist, die für das Ganze von nicht minderer Bedeutung ist als alle anderen bekannten Kategorien.

Diese Dimension muß eine Ebene von *Form-* und *Gestaltkräften* sein.

Sie wird sowenig rational-mathematisch erschließbar sein, wie *Goethe* die Ebene seiner »Urphänomene«, *Platon* die Ebene seines »Eidon«, die Nuklearphysik die Ebene der Elementarteilchen, die Molekularbiologie die Ebene der Kode-Programmation rationalmathematisch erschließen, sondern eben nur »schauen« konnten. Die Tatsache, daß eine Seinskategorie nicht mit Mitteln des instrumental-rationalen Denkens erfaßt werden kann, ist noch kein Grund zu der Annahme, daß sie nicht existiert. Wir müssen also in der Somatologie, Physiologie, Pathophysiologie diese neue Dimension supponieren.

Es handelt sich um eine Dimension, die außerhalb unserer engen Skala sinnfälliger Registrierbarkeit, das heißt im Bereich des Sichtbaren, Hörbaren, Tastbaren, Riech- und Schmeckbaren, sich befindet, sich selber nicht in Zahlen niederschlägt und sich dem Zugriff des Computers entzieht.

Es handelt sich um einen Bereich, den man im Raum des »*Transrealen*«, des »*Transzendenten*« lokalisieren muß, im Raum, in dem sich sowohl das Intranukleare der Physik wie das Intranukleare der Biologie abspielen. Dieser Bereich ist aufgrund der aristotelischen Logik sowenig zu erfassen wie die heutige Weltformel, das Fluchtphänomen der Nebel, die Ergebnisse aus der Unschärfe-

relation und der Komplementarität, das Kode-Programmieren der Gene.
Es sei hier in der Medizin diese neue Dimension analog der Physik und Biologie mit dem Begriff

»Das Formative«

postuliert. Diese Dimension soll auch hier als Arbeitshypothese eingeführt werden und als neuer Bereich den Kategorien des Festen, Flüssigen, Gasförmigen, Elektrodynamischen über- beziehungsweise zugeordnet werden.
Goethe, der Seher, wußte von dieser Dimension und nannte sie *»das Ätherische«. Rudolf Steiner* bezeichnete sie als die Ebene der *»Form- und Gestaltkräfte«.* Der Biologe *Vester* und der Kybernetiker *Wiener* sprechen von der neuen Entität der *Information,* die sich als dritte Entität der Materie und Energie zugesellt. Die Physiker *Heisenberg, v. Weizsäcker, Jordan, Pauli* sprechen von der Ebene der »Urbilder«, die auf *Platons* Urbilder zurückgehen. Bei all diesen Naturwissenschaftlern ist die neue Dimension keiner rationalen Analyse zugänglich.
So ergibt sich nun für die Medizin die Schlußfolgerung, von einer ausschließlich physisch-chemischen Vorstellung vom Leib (Soma) abzurücken und diesen in umfassenderer Weise zu denken, als wir dies unter dem Einfluß materialistisch-anatomischer Naturschau gewohnt sind.

Der Bereich der Hormone

War es nun in der modernen Physik die Nuklearphysik, in der Biologie die Molekularbiologie, die zu diesem neuen Denken führten, so stellt sich in der Medizin die Frage, welcher Bereich der Medizin es ist, der zur Anwendung dieser neuen Denkweisen drängt. Es ist nicht der Bereich der Chirurgie, der Orthopädie, der Unfallmedizin, der Geburtshilfe, der Infektionskrankheiten oder

der Immunologie. Es ist in erster Linie die *Endokrinologie*, das Gebiet der Hormondrüsen, das der Ergründung aufgrund neuer Denkmethoden bedarf.

Die letzten Jahrzehnte haben in der Humanmedizin dem Therapeuten eine Tatsache zusehends deutlicher vor Augen geführt: die eminente, kaum zu überschätzende Rolle der Hormone im menschlichen Organismus. Die Bedeutung ihrer Wirksamkeit ist bereits Allgemeinerkenntnis einer breiten Laienöffentlichkeit (Cortison, Geschlechtshormone).

Die Ergründung des Endokrinen aufgrund unserer derzeitigen Forschungsmethoden der Physik und Chemie ist schwierig und problemreich: Die Mengenverhältnisse sind Milligramm- und kleinere Einheiten, die Hormone sind labil und zerfallsbereit, ihr Wirkungsweg im Organismus ist geheimnisvoll. Trotzdem ist ihre Wirkung »Dynamit«. Wir kennen die ubiquitären Auswirkungen von Cortison auf den Gesamtorganismus mit allen positiven und auch gefährlichen Effekten. Wir wissen, daß Östrogene und Androgene, dem mütterlichen Organismus während der Schwangerschaft appliziert, eine Geschlechtsumstimmung bewirken können. Wir kennen die große Effizienz von Schilddrüsenhormonen auf Körper und Psyche.

Folgendes Experiment in der Biologie manifestiert eklatant den ungeheuren Tiefeneingriff der Hormonapplikation:

Wenn man dem *Axolotl,* einem Amphibium, ein Schilddrüsenhormon zusetzt, macht er eine Morphose durch. Es werden plötzlich in diesem Tier verborgene Texte abgelesen, es wird ein anderes Blatt des Gen-Kodes aufgeschlagen. Es entwickelt sich ein völlig anderes Tier. Dieses Tier bekommt Füße, Beine, der Schwanz entwickelt sich zurück, desgleichen die Kiemen. Es entsteht ein Landtier, und zwar ein Tier, das in der Zoologie überhaupt nicht vorkommt. Eine völlig andere Gestalt tritt einem vor Augen.

Die Hormone, hier waren es die Schilddrüsenhormone, greifen im Zellkern in den Zyklus des Kode-Ablesens ein. Über Proteine lagern sie sich an die Nukleinsäure an, decken einen neuen Text, schlagen eine neue Seite auf, die vorher zugedeckt war.

Die Desoxyribonukleinsäure (DNS) bestimmt hier über die Messenger-Ribonukleinsäure (RNS) in der Zusammensetzung der Zellproteine die Reihenfolge der Aminosäuren und beeinflußt das intrazelluläre Geschehen entscheidend.

Es ist auch bekannt, daß isolierte Zellkerne durch Inkubation mit Hormonen zur RNS-Synthese angeregt werden können. Ferner stimulieren Corticosteroid-Hormone (Cortison) die Synthese von Boten-RNS und De-novo-Enzym und beeinflussen damit direkt die Genaktivität. Damit ist die Induktion von Hormonen auf die Enzyme und ihre Wirkung auf die RNS eine erwiesene Tatsache.

So kann nicht mehr daran gezweifelt werden, daß die Hormondrüsen in bezug auf die zentrale Regulation des Organismus, auf Chromosomen und Gene, eine eminente Wirkung entfalten. Die kardinale Bedeutung der *Endokrinologie* in der *Medizin* steht außer Frage.

Dafür nun, daß Hormone derart entscheidend in die Tiefendimension des Form- und Gestaltgeschehens eingreifen, gibt es aufgrund der gewohnten Methoden von klassischer Physik und Chemie keine Erklärung. Um diese Phänomene wissenschaftlich zu erklären und in einen Zusammenhang einordnen zu können, ist es notwendig, auch in der Medizin nach einem Neuland des Denkens Ausschau zu halten.

Die pflanzliche Stimulation der Hormondrüsen

Aber noch von einer anderen Seite drängt es sich auf, daß die Ergründung des Hormonsystems in der Medizin zusätzlicher Denkmethoden bedarf.
Wir haben in langjähriger ärztlicher Praxis die Erfahrung gemacht, daß Pflanzensubstanzen, jedoch nur in hohen Verdünnungen, auf die Hormondrüsen eine signifikante Wirkung entfalten. Dies ist aufgrund klassisch-physikalischer Methoden ebensowenig zu erklären wie das Axolotl-Experiment oder die Stimulation der Genaktivität durch Hormone.
Ich bin aufgrund einer fünfundzwanzigjährigen Forschungsarbeit,

die sich wesentlich mit Störungen im Hormongebiet des Menschen befaßt, zu folgenden Erkenntnissen gelangt:
Die Methoden der Therapie in der heutigen Endokrinologie sind unzureichend und unbefriedigend. Diese Therapie beschränkt sich bei Störungen (Unterfunktionen) der Hormondrüsen vorwiegend auf von außen applizierte Hormone und Derivate natürlicher und synthetischer Art oder auf die Anwendung von Blockern (Cyproteron-Acetat u. a.). Substitution mit Hormonen und pharmakodynamischer Effekt stehen im Vordergrund, das heißt äußere Hormonzufuhr. Diese Therapie ist heute in der Medizin die Methode primi ordinis.

Sie ist von großer Problematik. Wir wissen, daß jede von außen zugeführte Hormonmenge im Organismus eine ambivalente Wirkung auslöst. Nehmen wir das Cortison. Es steht fest, daß wir mit jeder Cortisonapplikation zwei unterschiedliche Effekte auslösen: Einmal bewirken wir einen Direkteffekt auf periphere Organe (Haut, Synovien, RES, Mukosen, Leber u. a.), zum anderen lösen wir eine Suppression der endogenen Cortisonproduktion aus. Das Wirkungsfeld, das uns die Cortisonmedikation bietet, ist zweifacher Art: Einmal sind es die positiven Direktwirkungen des von außen zugeführten Hormons, das andere Mal sind es negative Wirkungen, ausgelöst durch die Herabsetzung der körpereigenen Hormonproduktion.

Es ist deshalb sehr wahrscheinlich, daß wir dem Cortison aufgrund der Wirkungen, die es von außen appliziert entfaltet, teilweise Eigenschaften zuschreiben, die ihm als körpereigenes Hormon nicht zukommen, ja vielleicht gerade gegenteiliger Art sind.

Es ist nicht von der Hand zu weisen, daß der Steroiddiabetes, die Steroid-Osteoporose, die Steroidulcera, die Steroidpsychose, der blutdrucksteigernde Effekt vielleicht gar nicht Wirkungen sind, die von einem körpereigenen Hormon ausgehen, sondern im Gegenteil: Folgeerscheinungen eines durch äußere Cortisonmedikation verursachten körpereigenen Cortisonmangels. Es würde sich, wenn dies zutrifft, das absurde Bild ergeben, daß man einem Hormon Wirkungen zuschreibt, die im lebendigen Organismus geradezu gegenteiliger Art sind.

Wir wissen, daß schon nach einwöchiger Behandlung mit Cortison oder einem Derivat wie Prednisolon eine wenn auch gering ausgeprägte Suppression der Nebennierenrinde festgestellt werden kann. Es ist erwiesen, daß Gaben von Cortison über längere Zeit die Ausscheidung der C-17-Ketosteroide im Urin signifikant reduzieren und auch die ACTH-Bildung der Hypophyse hemmen. Damit wird der ambivalente Effekt, wird der Januskopf jeder Substitution mit Hormonen offenkundig.

Was für die Erfahrungen mit Cortison, ACTH gilt, hat grundsätzlich für jede andere Hormonapplikation seine Gültigkeit. Es gilt also ebenso für die Zuführung von Gonaden-Hormonen männlicher und weiblicher Art wie für Gonadotropin-Applikation. Es gilt damit vor allem auch für die in ihren negativen Auswirkungen heute noch völlig unterschätzte *Pille*. Substitution jeder Art von Hormonen ist gefährlich.

Dazu kommt, daß die endokrine Achse, von der Hypophyse bis zu den Gonaden, ein in minuziöser Korrelation befindliches Gleichgewichtssystem darstellt. Fast jede von außen kommende Einwirkung auf eine Hormondrüse hat eine Rückwirkung auf andere Drüsen zur Folge. Unsere Applikation von Hormonen, sei es nun als Substition oder als pharmakodynamischer Effekt gedacht, löst eine polyglanduläre Wirkung aus und muß als grobschlächtige Methode betrachtet werden.

Mit dieser kritischen Betrachtung soll keinesfalls die Bedeutung der Hormontherapie, vor allem in der Notmedizin, in Frage gestellt werden. Wer wollte bei einem Schockzustand, Pemphigus, Status asthmaticus, Addison, Allergosen und so weiter auf diese Methode verzichten? Aber es ist nun mal ein anderes um die Nottherapie, und es ist ein anderes, wenn diese Methode als Langzeittherapie angewandt wird.

Es liegt nun auf der Hand, daß man dem Dilemma zwischen wünschenswertem Substitutionseffekt und unerwünschter Suppression körpereigener Hormone entgehen könnte, wenn man insuffiziente Drüsen direkt stimuliert, die Methode der Substitution also durch die *Methode der Stimulation* ersetzt.

Enttäuscht über die Ergebnisse der Substitutionstherapie habe ich mich dieser Fragestellung intensiv gewidmet. Dabei gelangte ich zur Auffassung, daß es im weiten Schoße der Natur wohl Substanzen gibt, die die Fähigkeiten haben müßten, den Zellbereich dieser Drüsen – sei es die Zona fasciculata der Nebennierenrinde, sei es der basophile oder eosinophile Zellbereich der Hypophyse – analog der Wirkung der Glycoside auf die Herzmuskelfaser zu restituieren.

Ich suchte diese Substanzen im Pflanzenbereich. Es boten sich pflanzliche Substanzen an, von denen sich in langjährigen Versuchen eine Einwirkung auf das Endokrinium feststellen ließ. Diese Einwirkungen konnten einmal durch Kontrollen mit den üblichen chemisch-physikalischen Labortests vor und nach der Medikation bewiesen werden: chemische und immunochemische Hormonanalysen, Kontrolle der Blutchemie. Ferner war in vielen Fällen eine auffallende Besserung des Krankheitsbildes festzustellen.

Das Neuartige bei der Anwendung dieser pflanzlichen Stimulation der insuffizienten Drüsen war in pharmakologischer Hinsicht, daß diese Pflanzenextrakte nur in *hohen Verdünnungen* einen Regulierungseffekt auf die Drüsen auslösten.

Diese Art pflanzlicher Medikation in hohen Verdünnungen hat mit *Homöopathie* nichts zu tun. Das Wesen der Homöopathie liegt darin, Arzneimittel anzuwenden, die dem vorliegenden Krankheitsbild entsprechen oder, anders ausgedrückt, die sich wie ein Spiegelbild zu den Krankheitssymptomen verhalten.

Das nun ist bei der pflanzlichen Stimulation des Endokriniums nicht der Fall. Identisch mit der Methode der Homöopathie ist die hohe Verdünnung und das Potenzieren. Der Pflanzenextrakt muß auf dem Potenzierungswege verdünnt werden, das heißt, er muß von Zehner- zu Zehnerstufe im Lösungsmittel (Alkohol oder Milchzucker) je 10 Minuten geschwungen werden. Hierbei sind – je nach Drüse – Verdünnungen bis zu 10^7-Potenz = Milliardstel zu vollziehen.

Diese Tatsache nun, daß derart extreme Verdünnungen, bei denen nur noch ein Minimum an Materie, nur eine geringe Zahl von Molekülen im Lösungsmittel vorhanden ist, eine stimulative Wir-

kung auf das Endokrinium auslösen, ist gemäß heutigem klassisch physikalisch-chemischem Denken nicht erklärbar.
Es machte auch mir Kopfzerbrechen. Aber ich wurde zu der Auffassung gedrängt, daß der Effekt der Stimulation vielleicht gar nicht mehr durch Einwirkung der vorhandenen Materie (Moleküle) ausgelöst wird, sondern durch sich dem Vehikel (Alkohol, Milchzucker) durch den Potenzierungs- und Verdünnungsprozeß übertragende »Kräfte«.
Es drängt sich die Auffassung auf, als ob intakte, heile Formkräfte der Pflanzen, durch Verdünnung und Potenzierung aktiviert, gestörte Formkräfte des Hormonsystems zu normalisieren vermöchten.
Eine Bestätigung dieses Phänomens, nämlich der Einwirkung extrem verdünnter Pflanzensubstanzen auf den lebendigen Organismus, ergaben neuerdings auch Tierversuche in der Molekularbiologie.
Es wurde festgestellt, daß pflanzliche Eiweißstoffe im Tierversuch bei Ratten das Wachstum von Krebsgeschwülsten (Mäusetumoren) verzögern. Wenn man das Wirken dieser Stoffe mit Hilfe von radioaktiven Substanzen verfolgt, stellt man fest, daß diese Substanzen in einer Menge von 1 Millionstel Gramm pro kg Körpergewicht des Versuchstieres schon wirksam sind.
Der Molekularbiologe *Frédéric Vester*, der diese Versuche ausführte, schloß daraus, daß hier das Programm der Zellen durch Minimengen beeinflußt wird. Auf irgendeine Weise wird das Ablesen der genetischen Kodes in diesen Zellen insoweit durch diese Pflanzensubstanzen verändert, als eine Reihe von Texten nicht mehr abgelesen wird.
Diese Tierexperimente bestätigen die von mir in der pflanzlichen Stimulationstherapie des Endoktriniums festgestellte Wirkung kleiner Mengen im lebendigen Organismus.
Die Schlußfolgerung aus meinen Erfahrungen mit hochverdünnten Pflanzenstoffen, bestätigt durch Tierversuche in der Molekularbiologie, lautet also: Ähnlich wie in der Nuklearphysik und Molekularbiologie zwingen uns neue Erkenntnisse im Bereich der Endokrinologie zur Anwendung von Denkmethoden, die über die in der sogenannten Schulmedizin bekannten Methoden hinausgehen.

Fernab von jeder Neigung zur Phantasterei, durch den konkreten Sachverhalt war ich gezwungen, zusätzlich zu den Kategorien des Festen, Flüssigen, Gasförmigen, Elektrodynamischen eine weitere Kategorie zu supponieren.
Wie man in der modernen Physik durch das Eindringen in die letzten Urphänomene den Begriff der »Materie« aufgeben mußte, wie dasselbe sich in der Molekularbiologie beim Eindringen in den Programmierungsakt wiederholte, so stoßen wir hier im Wirkungsbereich der Hormone, in der *Endokrinologie,* auf einen »immateriellen« Bereich. Hier muß man hinsichtlich der Wirkungsweise an die *Exchangesforces,* an die *Austauschkräfte,* denken, auf die wir in der Nuklearphysik und Molekularbiologie gestoßen sind. Sie drängten uns in der Blastogenese die seltsame Vorstellung auf, daß eine Zelle von der anderen »weiß«, und im *Pauli-Effekt,* daß ein Elektron ohne jeden energetischen oder dynamischen Kontakt zu den anderen Elektronen über den Zustand der anderen unterrichtet ist. So werden wir veranlaßt, auch hier in der Medizin eine neue »transzendentale« Dimension in unser Denken einzuführen, die *Dimension* des *Formativen.*
Die Wirkungsweise der Hormone, die nicht aufgrund klassisch-physikalisch-chemischer Gesetze zu erklären ist und die uns im Axolotl-Experiment, in der RNS-Synthese durch Hormone und in der Stimulation der Hormondrüsen durch hochverdünnte Pflanzenextrakte entgegentrat, ist hierzu Veranlassung.

Erfahrungen mit der pflanzlichen Stimulation der Hormondrüsen

Die Einführung der Dimension des *Formativen* und ihre Postulierung in der medizinischen Praxis bei der Stimulation des Endokriniums mittels pflanzlicher Stoffe hat unser bisheriges Bild der Nosologie, des Krankheitsgeschehens, in vielem verändert.
Es hat sich erwiesen, daß innere Krankheiten – im Gegensatz zu Störungen durch Mißbildungen, Traumata, äußere Noxen, Infektionen – zu einem wesentlichen Teil mit Störungen – meist Unterfunktionen – der Hormondrüsen zusammenhängen.

Es drängt sich das Bild auf, daß durch die verminderte Hormonproduktion insuffizienter Hormondrüsen unzulängliche Formimpulse an das Kode-Geschehen in den Zellen gegeben werden, und so sekundär System- und Organstörungen, das heißt Krankheitsbilder, entstehen.

Diese gestörten Formimpulse insuffizienter Hormondrüsen scheinen durch intakte Formkräfte von Pflanzen, durch Verdünnung und Potenzierung aktiviert, günstig beeinflußt werden zu können.

Es traten innerhalb des Hormonsystems nachfolgende Drüsen als Kardinaldrüsen in den Vordergrund, und zwar in einer bestimmten Reihenfolge und Stufung. Die Vorstellung einer endokrinen Kardinalachse wird manifest:

1. HYPOPHYSE (Hirnanhangdrüse)
2. THYREOIDEA (Schilddrüse)
3. NEBENNIERENRINDE
4. GONADEN (Keimdrüsen)

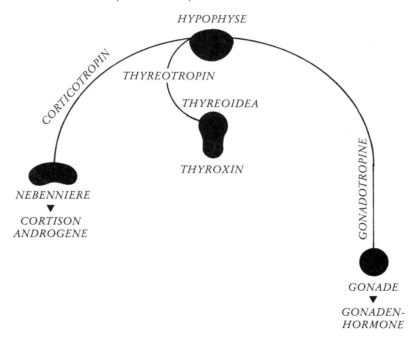

Die *Hypophyse* scheint hierbei das zentrale Regulationsorgan zu sein, eine Tatsache, die auch die heutige Endokrinologie bestätigt. Die *Hypophyse* übt über das *Thyreotropin* auf die Schilddrüse, über das *Corticotropin* auf die Nebennierenrinde, über die *Gonadotropine* auf die Gonaden einen leitenden Einfluß aus.
Man kann wohl – etwas drastisch ausgedrückt – von dieser endokrinen Achse als von einer »Staatskanzlei« des menschlichen Organismus sprechen, wobei die *Hypophyse* die Rolle des »Staatskanzlers« ausübt.
Ich bin mir bewußt, daß ich durch diese Darstellung des endokrinen Systems unzulässig simplifiziere, zum Beispiel durch Weglassung wesentlicher Drüsen wie Thymus, Pankreas, Nebenschilddrüsen und so weiter. Aber es geht hier nicht um eine fachwissenschaftliche Darstellung, sondern um einen Aufriß, der auch dem Laien das Wesentliche des endokrinen Geschehens verständlich machen soll.
Es bleibt hier auch die Funktion des Hypothalamus unberücksichtigt. In der Praxis tritt die Wirkungsrolle der *Hypophyse* derart in den Vordergrund, daß die *Realisingfactors* an Bedeutung verlieren.
Anhand der Anwendung der pflanzlichen Stimulation insuffizienter Hormondrüsen trat also die große Bedeutung obgenannter endokriner Achse mit einer Kardinaldrüse, der Hypophyse, immer deutlicher vor Augen. Dabei erwies sich, daß bei viel zahlreicheren Krankheitsbildern, als man bisher vermutete, eine Störung in diesem endokrinen Bereich, also in der Dimension des Formativen, festgestellt werden muß.

Therapie-Ergebnisse

Es wurde nun in dem Bemühen, bei vorliegenden Unterfunktionen von Hormondrüsen die nicht befriedigende Substitutionstherapie durch eine pflanzliche Stimulationstherapie zu ersetzen, eine *pflanzliche Medikation* entwickelt, die folgende Hormonbereiche anzusprechen scheint:

1. HYPOPHYSE: Eosinophiler Zellbereich = CORTICOTROPIN
2. HYPOPHYSE: Basophiler Zellbereich = GONADOTROPINE
3. THYREOIDEA: THYROXIN
4. NEBENNIERENRINDE: Zona fasciculata = CORTISON
5. NEBENNIERENRINDE: Zona reticularis = ANDROGENE
6. GONADEN: ÖSTROGEN und TESTOVIRON
7. GONADEN: PROGESTERON und ANDROGENE

Die Ergebnisse waren ermutigend. In einem Teil der Fälle ließ sich die Wirksamkeit der Substanzen durch die chemischen und immunochemischen Hormonanalysen – bei aller Problematik der Interpretation der Labortests – vor und nach der Medikation beweisen. Dazu kam eine normalisierende Wirkung auf die Blutchemie, und nicht zuletzt lagen eindeutige Besserungen des klinischen Krankheitsbildes vor.

Es wurde begonnen mit der Hypophysen-Stimulation, darauf folgte eine Lebertherapie (relative Leberinsuffizienz durch erhöhte Hormonausschüttung), und daran schloß sich die spezifische Drüsenstimulation (Nebennierenrinde, Gonaden). Hinzu kam, je nach Lage (häufige Hypotonie), eine begleitende Kreislauftherapie und Regulierung des Elektrolyt-Haushaltes (Ca, Mg, P) sowie der Vitamine C, E und D.

Eindeutig primäre Drüseninsuffizienz, wie primäre Nebennierenrinden-Insuffizienz, wurde ohne Bezug zur Hypophyse direkt behandelt.

Es ergab sich die erstaunliche Tatsache, daß in dem sich in einer Allgemeinpraxis tagtäglich bietenden Krankengut in unerwartet zahlreichen Fällen eine primäre Hypophysen-Insuffizienz vorzuliegen scheint, die dann wiederum sekundär eine Störung der Gonaden oder Nebennierenrinde zur Folge hat.

Ich wurde vor die erstaunliche Tatsache gestellt, daß offenbar eine große Anzahl von Krankheitsbildern der inneren Medizin, deren morphologische und funktionelle Störungen sich unterscheiden, mit ein und derselben Hormon-Unterbilanz vergesellschaftet sind. Das nun würde bedeuten, daß der Beginn häufigen Krankheitsgeschehens sich im Bereich des *Formativen* abspielt: Die Formimpulse, für die die Hormondrüsen verantwortlich sind und die den Kode im Zellkern regulieren, sind primär gestört.

Damit wäre das Initialgeschehen vieler Krankheiten in dieser »immateriellen« Ebene des Formativen lokalisiert.

Dem Bezug physischer Krankheiten zu einer immateriellen Ebene begegnen wir bereits in einem anderen Bereich der Medizin, in der *Psychosomatik*. Ihre Thesen hinsichtlich der Beeinflußbarkeit des Krankheitsgeschehens durch psychische Vorgänge gewinnen heute täglich mehr an Boden. Es geht aber wohl über das Endokrinium. Hier nun scheint es die Funktion der Hypophyse zu sein, die Brücke zwischen Psyche und Soma zu bilden.

Wir wissen, daß Störungen im Endokrinen psychische Störungen hervorrufen können und umgekehrt. (Z. B. stellt sich bei Frauen im menstruationsfähigen Alter, die eine Gefängnisstrafe verbüßen, durch den seelischen Streß eine Amenorrhoe über eine seelisch ausgelöste Hypophysen-Insuffizienz ein.)

Das Folgeschema, das für einen Teil des Krankheitsgeschehens zutreffend zu sein scheint, heißt:

PSYCHE
HYPOPHYSE
SOMA

Nachdem die Aufgabe des vorliegenden Kapitels nicht darin besteht, eine medizinisch-fachwissenschaftliche Darstellung in Nosologie und Kasuistik zu geben – es liegen eine Anzahl medizinischwissenschaftlicher Arbeiten über dieses Gebiet vor – sondern die Notwendigkeit des Übergangs zu einem neuen Denken in der Medizin deutlich zu machen, soll nachfolgende Tafel, etwas summarisch, Erfahrungen zweier Jahrzehnte mit der pflanzlichen Stimulation insuffizienter Hormondrüsen darlegen. Hier tritt die erstaunliche Tatsache zutage, daß offenbar eine große Zahl morphologisch und funktionell unterschiedlicher Krankheitsbilder mit einer Störung der Formimpulse auf der höheren Ebene des *Formativen*, das heißt mit einer Hormondrüsen-Insuffizienz vergesellschaftet sind.

Der Autor ist sich durchaus bewußt, daß es beinahe Anmaßung ist, lediglich aufgrund der Erfahrungen eines zahlenmäßig beschränkten Krankengutes im Zeitraum von etwa fünfundzwanzig Jahren, arbeitend mit einem Routinelabor und einem Speziallabor für Hormonanalysen, derart gewichtige Folgerungen zu ziehen. Eine gewisse Rechtfertigung erfährt dieses Vorgehen einmal dadurch, daß die derzeitige krisenhafte Situation in der Kausalerkenntnis und Kausaltherapie heutiger Medizin von jedem verantwortungsbewußten Therapeuten Forschungsarbeit, und sei es auch aufgrund kühner und gewagter Arbeitshypothesen, verlangt. Besser aufgrund eines sich später als falsch erweisenden Postulats eine Blamage, als in völliger Indolenz und Passivität zu verharren.

Eine andere Rechtfertigung erfährt die Forschungsarbeit im Bereich einer privaten Praxis dadurch, daß die derzeitige medizinische Forschung praktisch ausschließlich Sache von Universitätskliniken und wissenschaftlichen Instituten ist. Wenngleich ich die Bedeutung der Arbeit in diesen Bereichen nicht in Frage stellen will, läßt sich doch nicht leugnen, daß die Spezialisierung infolgedessen oft so weit geht, daß die großen Zusammenhänge nicht mehr gesehen werden. Dazu kommt, daß der Einzugsbereich an Krankengut in der Spezialklinik oder in einem Institut ein anderer ist als in einer freien Arztpraxis. Die Kranken stehen der Klinik meist nur wenige Wochen zur Verfügung, der Kranke ist losgelöst aus seinem Lebensmilieu. Dies ist in Unfall- und Notkrankenhäusern, auf Intensivstationen, in der Chirurgie und Geburtshilfe sicher ohne Bedeutung. Anders aber im Bereich der inneren Medizin. Hier sind die Erfahrungen im Raum der freien Praxis von großer zusätzlicher Bedeutung für die Erkenntnis des Krankheitsgeschehens. Da steht der Patient oder gar noch zusätzlich seine Familie dem Therapeuten vielleicht seit Jahren und Jahrzehnten vor Augen. Milieu-, Umwelt-, Familien-, Erbfaktoren sind dem Arzt zugänglich. Ein individuelles Erfassen der Persönlichkeit des Kranken ist viel leichter möglich als in der Klinik. Der ganze Mensch mit seiner mentalen, emotionalen, geistig-religiösen Ebene öffnet sich dem Arzt. Es ist deshalb ein Mißstand, daß die Forschung in der Humanmedizin

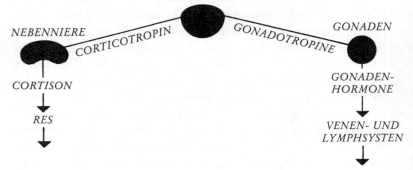

CORTISON

↓

RES

↓

GONADEN-
HORMONE

↓

VENEN- UND
LYMPHSYSTEN

↓

Krankheitsbilder

Arthritisch-rheumatischer
Symptomenkreis
Allergose
Ekzem
Resistenzschwäche
Ulcera duodeni
Asthma bronchiale
Sinupathie
Eosinophilie
Lungenemphysem
Appendicitis-Neigung
Neigung zur Tumorbildung
Schizoide Neurosen bis
Psychosen
Arteriosklerose
Legasthenie
Sklerodermie

Krankheitsbilder

Lymphogene Störungen
(Ödeme)
Hypotonie
Migräne
Hämorrhoiden, Varicosis
Cholecystopathie
Dysmenorrhoe (Amenorrhoe,
Oligomenorrhoe)
Myome
Ovar-Cystadenome
Ulcera ventriculi
Venöse Kreislaufstörungen
Kryptorchismus
Phimose
Akne vulgaris
Manisch-depressive Neurosen
bis Psychosen
Nephrolithiasis
Prostata-Hypertrophie

heute fast ausschließlich Universitätsinstituten und Kliniken vorbehalten ist, Erfahrungen und Forschungsergebnisse des freien Therapeuten als die eines »Außenseiters« geringgeachtet und ignoriert werden. Eine moderne Humanmedizin, will sie aus der derzeitigen Krise herauskommen, muß die Forschung des freien Therapeuten als zusätzliches Forschungsgut aus einem die Klinik ergänzenden Erfahrungsraum in ihr Programm einbeziehen.

Kommen wir zurück auf die vorherige Tafel. Hier ergibt sich aufgrund unserer Erfahrungen, wie schon erwähnt, die Schlußfolgerung, daß zahlreiche unterschiedliche Krankheitsbilder immer wieder von denselben endokrinen Dysfunktionen begleitet, sich dem Therapeuten darbieten.

Daß diese Grundursache im Endokrinium und damit im Bereich des Formativen sein soll, klingt zunächst befremdend und verblüffend.

Hierbei scheint bei den meisten mit einer Hypophysen-Insuffizienz vergesellschafteten Krankheitsbildern nicht eine organotrope, sondern eine Systemstörung die Folgeerscheinung zu sein. Eine Störung des Reticuloendothelialen Systems (RES), Lymphsystems, Peripheren Nervensystems, Arteriensystems, auf der einen, eine Störung des Venen- und Lymphsystems auf der anderen Seite.

Auf der einen Seite ist eine Initialstörung ein Mangel an Corticotropin, was eine Cortison-Unterbilanz zur Folge hat, auf der anderen Seite beginnt das Krankheitsgeschehen mit einem Mangel an Gonadotropin (LH, ICSH), was sich über eine verminderte Produktion von Gonadenhormonen (Östrogen, Testoviron, Progesteron, Androgene) auf Muskelsystem, Venen- und Lymphsystem auswirkt. Dieses Bild, das sich anhand von zahlreichen Fällen bot, bedeutet zweifellos einen erheblichen Einbruch in das bisherige nosologische Denken. Es stellt sich als eine ungewöhnliche Vereinfachung im Initialgeschehen von Krankheiten dar.

Wie in der modernen Physik (*Heisenbergs* Konzept einer Weltformel), in der Molekularbiologie (*Vesters* Nicht-Raum-Zeit-Weltbild), würde durch das Denken in dieser Dimension eine Vereinfachung der Nosologie eintreten.

Ein solcher neuer übergeordneter Aspekt wäre bei der heutigen verwirrenden Situation in der medizinischen Forschung mehr denn je notwendig. Wir leiden in der heutigen Medizin unter einer Unsumme von Einzelbildern, Einzeltatsachen, Einzelergebnissen, die sich aufgrund unserer Methoden der klassischen Physik und Chemie ergeben. Es mutet einen heute oft an, als habe man ein Puzzlespiel mit unzähligen kleinen Teilchen vor sich. Der Puzzlespieler gelangt meist nach einigen Mühen dazu, die Gesamtheit der verschiedenen Puzzleteilchen zu einem einheitlichen Gesamtbild zu fügen. Dies gelingt uns in der heutigen Medizin kaum mehr. Wir haben eine Unzahl von Meierschen-, Müllerschen-, Schulzeschen-Krankheitsbildern vor uns, eine Unzahl von computergesteuerten einzelnen Laborergebnissen, die oft isoliert im Raum stehen. Mittels der Bilder auf der Ebene klassischer Physik und Chemie will sich nur schwer ein überdachender Gesamtaspekt ergeben.

Mit der Einbeziehung einer neuen Dimension der Wirklichkeit und der sich daraus ergebenden Schau aus einer höheren Ebene tritt in Nuklearphysik und Molekularbiologie eine Vereinfachung zutage. Die Teilchen des Puzzlespiels fügen sich wieder zu einem Gesamtbild. Dasselbe geschieht aufgrund des neuen Denkens in der Medizin.

Dieses sich uns bietende vereinfachte Bild im Initialgeschehen mannigfacher Krankheiten, nämlich eine Hypophysen- oder NNR-Insuffizienz als Initialstörung, würde künftiger Medizin wieder ermöglichen, durch Beseitigung der Initialstörung eine ihrer vornehmsten Aufgaben wahrzunehmen: die *Prophylaxe*.

Wieweit diese endokrine Initialstörung das eigentliche Kausalgeschehen mit einbezieht, dies zu klären dürfte Aufgabe kommender Forschung sein.

Malignität

Unter dem Aspekt einer neuen Dimension, der des *Formativen*, im menschlichen Organismus wird auch eines der problematischsten Kapitel neuzeitlicher Medizin, hinsichtlich dessen wir sowohl mit

Ursachenforschung wie Therapie im Dunkeln tappen, in neues Licht gerückt: das maligne Geschehen. Wir wissen, daß exogene Faktoren krebsfördernd sein können. Hierzu gehören bestimmte Chemikalien, Kohlenwasserstoffe. Wir kennen den Raucher-, Arsen-, Moselwinzer-, den Kaminfegerkrebs. Wir kennen die krebsfördernde Wirkung bestimmter Strahlen, wir kennen in der Tumorvirologie die Transkriptasen, die für maligne Entartung mit verantwortlich gemacht werden. Das alles ist uns bekannt, aber die eigentliche Ursache maligner Entartung offenbart sich uns nicht. Eines steht wohl fest:
KREBS IST EINE KATASTROPHE DER FORM
Krebszellen sind Embryonalzellen vergleichbar. Die Krebszelle ist gleichsam eine Zelle, die in den Urzustand zurückgefallen ist. Der Schaltplan der übergeordneten Regelzentrale funktioniert falsch. Der Formimpuls innerhalb des Kodes, dem die Zellen unterworfen sind, ist gestört. Es werden – so der Biologe *Frédérik Vester* – mehr Informationen abgelesen, als die Zelle gebrauchen dürfte. Die Zellen können nicht mehr, im Unterschied zur Blastogenese, wo undifferenzierte Embryonalzellen, gemäß einem Impuls aus einer hohen Schaltzentrale, sich zu Herz-, Blut-, Knochenzellen entwickeln, einem spezifischen Formimpuls folgen.
Die heutige Krebsbekämpfung in ihrer vordergründig materialistischen Schau zielt auf das Abtöten der kranken Zellen. Man versucht nicht, in die Formregulation einzugreifen, der alles Zellgeschehen unterworfen ist.
Dies Unvermögen ist erklärlich, wenn eine Wissenschaft wie die heutige Medizin sich nur auf Denkmethoden beschränkt, die der klassischen Physik und Chemie gemäß sind. Diese Methoden haben ja auch in der Nuklearphysik und Molekularbiologie ihr Unvermögen bewiesen, beim tieferen Eindringen in den Atom- und Zellkern letztes Geschehen zu ergründen.
Nirgends anderswo in der Medizin ist es so dringend, ein Neuland der Denkmethoden zu beschreiten, wie hier, wo wir tagtäglich unsere Unfähigkeit des Heilens eingestehen müssen.
Es geht offenbar bei der Malignität, bei Krebs und Sarkom, um ein Versagen der Form- und Gestaltimpulse. Da nun, wir wir sahen,

dieser Bereich des *Formativen* in erster Linie vom Hormonsystem, insbesondere von der Hypophyse, wahrgenommen wird, muß sich bei künftiger Krebsforschung ein neuer Schwerpunkt in der Endokrinologie bilden.

Für die Auffassung, daß die Hypophyse wesentlich am malignen Geschehen mitbeteiligt ist, spricht auch folgender Umstand: Die Hypophyse ist nachgewiesenermaßen – wie schon erwähnt – in enger Korrelation mit allem psychischen Geschehen. Daß aber psychische Störungen eine Rolle beim Krebs spielen, ist erwiesen.

Nachdem wir wissen, daß die Hypophyse eine Brücke zwischen Psyche und Soma darstellt, sprechen psychische Initialfaktoren beim malignen Geschehen für die Mitbeteiligung der Hypophyse. Das Cancer Hospital in London stellte fest, daß von 200 Krebskranken 156 vor Ausbruch ihrer Krankheit einen sehr schmerzlichen Verlust mit starken Gefühlserregungen erlebt haben. Die Universität von Rochester kam anhand einer Studie über die Bevölkerung von Monroe County zu der Überzeugung, daß die Mehrzahl der an Krebs Erkrankten vor ihrer Erkrankung ein tiefgreifendes seelisches Erlebnis gehabt hatte.

Ausgehend von der Überlegung, daß jedes maligne Geschehen eine Katastrophe der Form darstellt, die Erhaltung der Kontinuität der Form und Gestalt aber dem Endokrinium, vor allem der Hypophyse, überantwortet zu sein scheint, ist es also gerechtfertigt, Krebs und Hypophyse in einen engeren Zusammenhang zu bringen.

Und weiter: Nachdem wir wissen, daß bei jeder Malignität vor allem eine Dysfunktion des Reticuloendothelialen Systems (RES) dominant ist, die Hypophyse aber mit ihrem Hormon Corticotropin über die Nebennierenrinde (Cortison) die RES-Funktionen regelt, scheint die Auffassung nicht allzu weit hergeholt zu sein, daß dem malignen Geschehen eine Hypophysen-Insuffizienz hinsichtlich der Corticotropin-Produktion mit zugrunde liegt. Diese Unterbilanz würde sich dann durch verminderte Cortison-Erzeugung negativ auf die RES-Funktionen auswirken.

Die Störung, die beim malignen Geschehen innerhalb des Regelkreises des Endokriniums (sie ist bei einer beschränkten Anzahl von

Tumorfällen durch Hormonanalysen bestätigt) wahrscheinlich kausal mit eine Rolle spielt, sähe folgendermaßen aus:

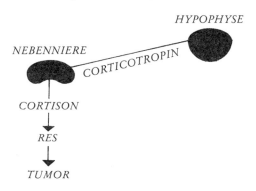

Es wäre nun eine Aufgabe künftiger Krebsforschung, diese Arbeitshypothese als eine der Ausgangslagen zu akzeptieren, in Krebsfällen laufend Hormonanalysen zu veranlassen und gegebenenfalls die eingangs erwähnte pflanzliche Stimulation der insuffizienten Hypophyse und der Begleitdrüsen anzuwenden. Ein Risikofaktor bei der Anwendung der pflanzlichen Stimulation insuffizienter Drüsen besteht aufgrund des bisherigen Erfahrungsgutes nicht. Falsch gezielt, geschieht bei der Anwendung dieser potenzierten Extrakte nichts, richtig gezielt, ist die Wirkung bedeutsam. Allerdings ist nach unseren Erfahrungen eine Einwirkung auf die maligne Entwicklung nur im Anfangsstadium möglich.

Infarkt

Ähnlich bedrückend wie auf dem Gebiet des malignen Geschehens ist heute aufgrund der ausschließlichen Methoden der klassischen Physik und Chemie Ursachenerkenntnis und Kausaltherapie hinsichtlich der Infarkte (Herzinfarkt, Gehirninfarkt, Intestinalinfarkt).
Auch hier muß in der Anwendung der Forschungsmethoden Neuland beschritten werden.

Es sind Anzeichen vorhanden, daß beim Infarktgeschehen, wo eine Störung des Blutgerinnungsmechanismus und Affektionen der Gefäßwände vorzuliegen scheinen, eine Hypophysen-Insuffizienz eine Rolle spielt. Diese beträfe einmal die Gonadotropine beziehungsweise die Gonaden-Hormone (Venensystem, Lymphsystem) und fernerhin das Corticotropin beziehungsweise Cortison, wodurch das RES der Gefäßwände alteriert wird.
Auch hier würde wie beim malignen Geschehen eine Ursache mit im *Formativen* liegen (Hypophysen-Insuffizienz). Da wir sahen, daß die Hypophyse das Einfallstor psychischer Störungen ins Somatische darstellt, beim Infarkt aber wie beim Krebs sehr oft psychische Störungen (Managerkrankheit, Sorgen, Streß usw.) der Erkrankung vorangehen, wäre dies eine Bestätigung der Mitbeteiligung der Hypophyse. Untersuchungen aufgrund dieser Arbeitshypothese dürften angezeigt sein.

Zusammenfassung

Ich habe zu Beginn meiner Ausführungen die These aufgestellt, daß, wie die klassische Newtonsche Physik nur einen Spezialfall der Gesamtphysik darstellt, die heutige konventionelle Medizin nur ein Spezialfall der Gesamtmedizin ist.
Ich versuchte zu zeigen, daß die moderne Medizin nicht länger hinter den ihr wesensverwandten Gebieten der Naturwissenschaft, der Nuklearphysik und Molekularbiologie, nachhinken darf. Diese Disziplinen waren gezwungen, je tiefer sie in den Urgrund der Phänomene eindrangen, Neuland zu betreten, neue Denkmethoden anzuwenden und eine zusätzliche Dimension, die der Gestalt- und Formkräfte, des *Formativen,* einzuführen.
Die heutige Schulmedizin hat diesen revolutionären Wandel auf dem Gebiet der Naturwissenschaft bis jetzt ignoriert. Dies ist um so bedenklicher und folgenschwerer, als sie bei allen beispiellosen Fortschritten der letzten fünfzig Jahre (Cardiologie, Chirurgie, Anästhesiologie, Immunologie, Antibiotika, Hormontherapie usw.) heute hinsichtlich der Kausalerkenntnis und damit Kausaltherapie eines großen Teils innerer Krankheiten im Dunkeln tappt (Krebs, Infarkt, Nerven-, Stoffwechselkrankheiten usw.).
So hat die Humanmedizin einen Nachholbedarf. Wege zu neuem Denken sind ihr von den Schwesterdisziplinen der Physik und Biologie aufgezeigt. Sie muß sie nun als auch für sie geboten betreten.
Das bedingt allerdings, wie wir sahen, den Mut zu einem Denken im Bereich des Immateriellen, der »Transzendenz«. So wie wir in der modernen Physik gemäß der Aussage des Nobelpreisträgers *Josephson* eine *konventionelle* und eine *Transzendental-Physik* unterscheiden, nach den Aussagen des Molekularbiologen *Vester* von einem Nicht-Raum-Zeit-Weltbild ausgehen müssen, so sind

wir veranlaßt, auch in die Medizin eine Dimension einzubeziehen, die rational nicht zu erfassen, die jenseits von Messen, Tasten und Wiegen ist, deren Auswirkungen wir aber indirekt sinnfällig registrieren können. Vielleicht läßt sich hierzu der Begriff »Transzendental-Medizin« einführen.

Das große Wirkungsgebiet der Hormone, das der tieferen Erschließung aufgrund der üblichen physikalisch-chemischen Methoden trotzt, schien mir der Bereich zu sein, in dem sich die Dinge nach diesen neuen Gesetzen vollziehen. Das *Axolotl*-Experiment, die geschlechtsumstimmende Wirkung von Hormonen auf den Embryo, die Einwirkung kleinster Hormonmengen auf die intrazelluläre RNS-Synthese, der Umstand, daß Pflanzenextrakte in hohen Verdünnungen den Zellbereich der Hormondrüsen beeinflussen, hat uns das Endokrinium als das der Nuklearphysik und Molekularbiologie analoge Gebiet ins Blickfeld gerückt, wo eine neue Dimension, die des *Formativen,* eingeführt werden muß.

Die dargelegten Erfahrungen in der Medizin sind sicherlich zahlenmäßig gering. Sie sind aber einerseits von derartiger Faszination, ungewöhnlich und erstaunlich, und andererseits ist die Kausaltherapie heutiger Medizin auf einem derart alarmierenden Tiefstand, daß eine Diskussion dieser Arbeitshypothese, die Einführung einer neuen Dimension des *Formativen* ins medizinische Denken, berechtigt und legitim erscheint.

II. KAPITEL
KASUISTIK

Einleitung

Nach Darlegung der theoretischen Grundlage im vorausgegangenen Kapitel soll nun anhand einiger Fälle unserer Praxis die neue Therapie vorgestellt werden. Es soll nur ein Aufriß, keine erschöpfende Darstellung sein, ein bescheidener Beitrag zur Erweiterung heutiger Nosologie und Therapie.
Diese Erfahrungen mit der Anwendung der pflanzlichen Stimulation von Hormondrüsen waren – wie wir bereits im vorigen Kapitel erwähnten – derart bemerkenswert und signifikant, daß eine Publikation und eine Diskussion vor einem erweiterten Forum uns angebracht erscheint. Dabei bin ich mir durchaus bewußt, daß vieles, was hier zur Darstellung gelangt, hypothetisch ist.
Es soll niemals der Anspruch erhoben werden, das Kausalgeschehen mannigfacher Krankheitsbilder, das uns heute noch in einer Unzahl von Fällen unbekannt ist, durch Anwendung dieser neuen Therapie aufzuschließen. Es drängt sich einem aber die Tatsache auf, daß wir durch diese Therapie offenbar Begleitphänomene des Kausalgeschehens günstig zu beeinflussen vermögen.
Die außerordentliche Bedeutung der Hormondrüsen im menschlichen Organismus, wie wir sie im Grundsatz-Kapitel darstellten, sei hier nochmals betont. Auch dem medizinischen Laien ist die Wirkung dieser zum Teil nur in Spuren vorhandenen Stoffe (10^{-11}–10^{-12} Mol.) geläufig. Die Wirksamkeit des Cortisons im positiven und negativen Sinne, der Einfluß der Anabole im Anwendungsgebiet des Sportes, die folgenschweren Störungen, die die Pille mit ihren Gestagen- und Östrogen-Anteilen hervorrufen kann, gehören heute zum allgemeinen Wissensgut.
Ist so die Kenntnis von der Bedeutung der Hormone weitverbreitet, ist die Rolle, die die Hormonlehre in der Diagnostik und praktischen Therapie der Humanmedizin spielt, keineswegs diesem Wis-

sen proportional. Die Endokrinologie ist heute noch trotz der Erkenntnis, daß ihre Bedeutung für den menschlichen Organismus nicht hoch genug eingeschätzt werden kann, ein Stiefkind alltäglich angewandter innerer Therapie. Das hat zum Teil seinen Grund darin, daß es tatsächlich sehr schwierig ist, diese nur in Minimengen sich anbietenden Wirkstoffe, deren Bedeutung in keiner Weise ihrer quantitativen Masse proportional ist, und die darüber hinaus von einer außerordentlichen Labilität und Zerfallsbereitschaft sich darstellen, chemisch-physikalisch in den Griff zu kriegen. Die labormäßige Auswertung ist ein Problem.

Dies darf aber niemals bedeuten, daß man vor diesen Schwierigkeiten kapituliert, wo es andererseits feststeht, daß das Endokrinium wahrscheinlich eines der höchsten Regulationszentren des Organismus darstellt. Dies wäre um so unverantwortlicher, als wir ja derzeit hinsichtlich der Ursachenerkenntnis zahlreicher Krankheiten im Dunkeln tappen, Anzeichen aber vorhanden sind, daß Störungen der Hormondrüsen bei vielen Krankheiten eine initiale Rolle spielen. Man kann nicht deshalb die Erforschung eines als höchst bedeutsam erkannten Regulationssystems an den Rand schieben, weil sich bei seiner Erschließung zahlreiche Schwierigkeiten ergaben.

Statt Schwerpunkte in der Endokrinologie zu bilden, statt mit großzügigen Mitteln an der Verbesserung der endokrinen Labor-Diagnostik zu arbeiten, werden hinsichtlich der Kausalerforschung innerer Krankheiten überwiegend Schwerpunkte fast nur in der Serologie, Virologie und Immunologie gebildet. Von dieser Ausgangslage aus haben wir trotz Investierung von Millionen und Einsatz von Zigtausenden von Wissenschaftlern in den letzten zehn Jahren gerade auf dem akutesten Gebiet, dem der malignen Entartung, kaum Einsichten gewonnen.

Die praktische Erfahrung zeigt immer wieder, daß es wahrscheinlich Unterfunktionen von Hormondrüsen sind, die sekundär bedeutsame Störungen im Organismus hervorrufen. Das bedeutet, daß man eine Methode finden muß, die die unterfunktionierenden Hormondrüsen zu stimulieren vermag.

Die derzeitige Endokrinologie beschränkt sich aber bei Unterbilanzen des Hormonhaushaltes auf die Substitution mit Hormonen. Von der Substitution aber wissen wir, daß sie grundsätzlich die körpereigene Hormonproduktion noch mehr herabsetzt, wohl Augenblickserfolge zeitigt, aber auf längere Zeit angewandt höchst problematisch ist. Von einem Kausaleffekt hinsichtlich der Unterfunktions-Beseitigung der Hormondrüsen kann keine Rede sein, wenn es über die Substitution eingeleitet wird.

Eine wirksame Beeinflussung dieser endokrinen Hypofunktion scheint grundsätzlich durch die Entdeckung der Anwendbarkeit bestimmter pflanzlicher Substanzen, die in höheren Verdünnungen zu verabreichen sind, gefunden worden zu sein. Sie hat in einer großen Zahl von Fällen bemerkenswerte Ergebnisse gezeitigt. Der Rahmen einer Privatpraxis mit zahlenmäßig und qualitativ eng umschriebenem Krankengut läßt allerdings diesen Therapieweg nicht als letztgültig neue Methode der Humanmedizin postulieren. Es war bisher nicht möglich, Kliniken und Universitätsinstitute für diesen neuen Therapieweg zu interessieren.

Die Wirksamkeit der neuen Methode wurde hinsichtlich dreier Gesichtspunkte verifiziert:
1. Besserung des Klinischen Bildes.
2. Normalisierende Tendenz auf die gestörte Blutchemie.
3. Normalisierende Tendenz auf unter der Norm vorliegende Werte der Hormonanalysen.

Aufgrund dieser Therapie ergab sich ein neues Bild der Initialstörungen verschiedener voneinander funktionell und morphologisch unterschiedlicher Krankheitsbilder. Es konnte tatsächlich oft bei an sich selbständigen Krankheitsbildern ein und dieselbe Initialstörung festgestellt werden. Es traten dem Therapeuten immer wieder Syndrome vor Augen, die in ein und derselben Dysfunktion des Hormonsystems ihr Initium zu haben schienen. Dabei muß die Frage offen bleiben, wieweit diese Initialstörung tatsächlich einen Kausalcharakter hat. In erster Linie war es bei den nachfolgend aufgeführten Fällen die Hypophyse, die sich in den Vordergrund drängte und zwar vor allem mit ihren beiden Kardinalhormonen, einmal dem Corticotripin (ACTH), das andere Mal mit den Gonadotropinen (LH, ICSH).

Ob man willens war oder nicht, man wurde zu der Schlußfolgerung gezwungen, daß die Hypophyse der Ort ist, wo primäre Störungen im Organismus sich ereignen, die dann sekundär zu Krankheitsbildern führen. Die Hypophyse scheint allgemein und innerhalb des Hormonsystems die Rolle eines höchst bedeutsamen zentralen Regulationsorgans zu spielen. Daß sie mit dem Corticotropin, den Gonadotropinen, dem Thyreotropin Nebennierenrinde, Gonaden, Schilddrüse wesentlich beeinflußt, ist schon längst Erkenntnisgut moderner Endokrinologie.

Eine weitere Tatsache drängte sich einem auf, nämlich daß die mit durch die primäre Hypophysen-Insuffizienz ausgelösten sekundären Störungen nicht in erster Linie einzelne Organe, sondern ganze Systeme betreffen. Diese sekundären Dysfunktionen stellen sich damit im allgemeinen nicht organotrop, sondern ubiquitär dar.

Des weiteren trat der Umstand zutage, daß wir es bei diesen angeführten Fällen von Initialstörungen des Hormonsystems – wir haben es schon im Kapitel I erwähnt – fast immer mit Hypo-Funktionen zu tun haben.

Es scheint, daß Hyperfunktionen im allgemeinen sekundärer Art sind. Bei der minutiösen Korrelation der einzelnen Hormondrüsen zueinander und der funktionellen Verwandtschaft untereinander können offenbar Hypo-Funktionen einzelner Drüsen in anderen Drüsen Hyper-Funktionen in gleichsam kompensierendem Sinne in verwandten Hormonbereichen auslösen. (Hypobilanz der Gonaden-Androgene kann Hyper-Bilanz der NNR-Androgene bewirken.) Durch Infektion (TB, Syphilis usw.) ausgelöste Affektionen von Hormondrüsen (Tumoren, Hyperplasien usw.) scheiden aus dem Indikationsbereich der pflanzlichen Stimulations-Therapie aus.

Hier noch ein Wort hinsichtlich der hormonellen Labor-Analysen, die meist immunologischer Art sind. Die Auswertung der Resultate ist nicht leicht. Es ist nicht auszuschließen, daß die heutigen Methoden nicht immer nur ein spezielles Hormon, sondern zugleich verwandte Hormone oder Metaboliten mit in das Analysen-Resultat einbeziehen. Die Auswertung der Laborergebnisse kann nur in engstem Zusammenhang mit dem klinischen Bilde und den

Resultaten der Blutchemie vollzogen werden. Wir benützen sowohl das Serum wie den 24-Stunden-Urin zur Analyse, d. h. Radio-Immuno-Assays und immunologische Methoden. Hinsichtlich der Cortisol-Bestimmung hat sich die Bestimmung der C-17-Hydrocorticosteroide am besten bewährt.
Nachfolgend eine grobumschriebene Skizze, die keinen Anspruch auf physiologisch-anatomische Vollständigkeit erhebt, sondern nur die in erster Linie von unserer Therapie zu beeinflussenden Hormondrüsen und Systeme aufführt.
Die nachfolgenden Ausführungen berichten nun über Erfahrungen mit dieser pflanzlichen Stimulationstherapie bei solchen Krankheitsbildern, die im Rahmen einer privaten Allgemeinpraxis in erster Linie anfallen. Zur Verfügung standen für die Diagnostik ein Routinelabor im Hause, ein Labor für differenzierte Blutchemie und ein Speziallabor für Hormon-Analysen, sowie entsprechende Institute für Röntgendiagnostik, Scinti- und Sonographie.
Ausgeschlossen von der Anwendung dieser Therapie waren:
1. Infektionen,
2. Traumen,
3. Mißbildungen.
Dies bedeutet allerdings nicht, daß im Verlaufe von Unfällen und Infektionen nach dem ersten akuten Stadium eine Verbesserung der Resistenz und Heilbereitschaft nicht auch über eine NNR-Stimulation (PHYTOCORTAL) erreicht werden kann.
Eine sorgfältige Diagnostik, die Aufnahme einer eingehenden Anamnese ist gerade für diesen Therapieweg unerläßlich. Dabei spielt unabhängig von allen diagnostischen Apparaten und Instrumenten der Technik die unmittelbare diagnostische Fähigkeit des Therapeuten eine besondere Rolle, das heißt die Diagnostik mittels der Sinne, des Schauens, Hörens, Tastens, Riechens. Das sind ursprüngliche Antennen, die leider heute sehr oft durch die Verführung vonseiten der Technik in den Hintergrund treten.
Anamnestisch ist besonderes Gewicht auf frühere Kopf-Traumen zu legen (Commotio, Contusio, Schädelfraktur), wie sie durch den Fall des Säuglings von der Wickelkommode oder durch Sport- und Verkehrsunfälle entstanden sein können.

HORMONDRÜSEN UND SYSTEMS-TAFEL

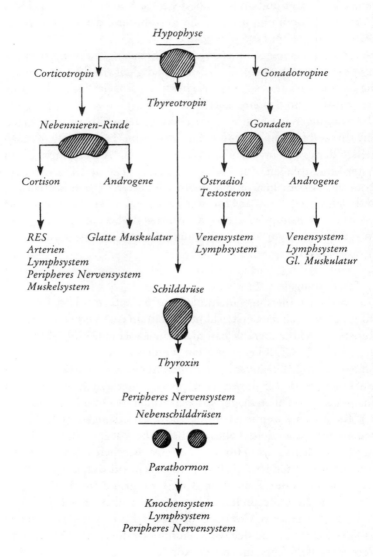

Gar oft fanden wir frühe Hypophysen-Störungen nach solchen Gewalteinwirkungen.

Es versteht sich von selbst, daß sie sublime Therapie, die so sehr die Eigen-Genesungskräfte des Patienten stimulieren will, eine besonders strenge Disziplin des Patienten in seiner Lebensführung erfordert. Abstinenz von allen Exzessen ist Vorbedingung (Alkohol, Drogen, Hormone, Tranquilizers, Nikotin, Schlafmittel usw.).

Sollten signifikante Kreislaufstörungen vorliegen (Gonadotropin-Unterbilanz führt oft zu erheblicher orthostatischer Störung mit Hypotonie) bedarf es vor der Anwendung der Stimulations-Therapie einer Kreislauftherapie (Venostasin forte, Convacard, Talusin usw.).

Die Therapie-Dauer beträgt je nach der Schwere des Falles 2–6 Monate oder muß nach einem halben Jahre wiederholt werden. Man beginnt mit 3–6 OPs des Drüsen-Stimulans und schließt dann eine Leberstimulation (Essentiale forte, Legalen) an, da die erhöhte Hormonausschüttung in Anbetracht der besonderen Funktion der Leber im Hormonhaushalt eine nachfolgende Leberstimulation angezeigt macht. Leichte neurovegetative Störungen wie Schwindel, Schlaflosigkeit, Herzklopfen usw. können auftreten, sind aber passagerer Natur und bedürfen keiner besonderen Therapie. Regulierung des Elektrolythaushaltes während der ganzen Kur ist angezeigt (Ca, Mg, P) sowie Zuführung der Vitamine C u. D.

Es soll nun im Nachfolgenden versucht werden, für einzelne Krankheitsbilder eine therapeutische Anleitung zu geben, d. h. für die Verabreichung der die Drüsen stimulierenden Pflanzenpräparate und für die die Systeme beeinflussenden Folgemedikamente.

Die aufgeführten Medikamente sind nie gleichzeitig, sondern in der angegebenen Folge zu verabreichen.

KRANKHEITSBILDER

Die nachfolgend aufgeführten Krankheitsbilder sind solche, die während der Anwendung der pflanzlichen Stimulation endokriner Dysfunktionen im Verlauf von ca. 25 Jahren im Rahmen einer Privatpraxis in den Vordergrund getreten sind. Es handelt sich keineswegs um eine umfassende Nosologie.

Hiermit sei nochmals betont, daß diese hormonellen Dysfunktionen offenbar nicht das Kausalgeschehen betreffen, sondern das Kausalgeschehen begleitende, wohl agravierende Phänomene sind.

Die so oft nach dieser Medikation erfolgte Besserung des klinischen Bildes, der Blutchemie und der Analysen weisen allerdings darauf hin, daß diese hormonellen Dysfunktionen – sie beruhen immer auf Insuffizienzien – doch eine wesentliche Rolle im Krankheitsgeschehen spielen.

Das Ganze ist terra nuova und bedarf noch eingehender Prüfungen und Bestätigungen im klinischen Rahmen.

PRÄPARATE

Die bei der Stimulation endokriner Drüsen anzuwendenden wesentlichen pflanzlichen Präparate:

PHYTOCORTAL®
1. *Verschreibung:* Apothekenpflichtig
2. *Stoff- oder Indikationsgruppe:*
Kombination homöopathischer Zubereitungen, pflanzliches Nebennierenrinden-Stimulans.
3. *Arzneilich wirksame Bestandteile nach Art und Menge:*
100 ml enthalten:
Bellis perennis dil. D 5   10 ml
Chelidonium majus dil. D 5   10 ml
Dioscorea villosa dil. D 5   10 ml
4. *Gegenanzeigen, Nebenwirkungen, Wechselwirkungen:*
Keine bekannt.
5. *Dosierung mit Einzel- und Tagesgaben:*
Die Dosierung erfolgt individuell. Zur Orientierung können folgende Angaben herangezogen werden:
Erwachsene 3× täglich 50 Tropfen,
Kinder 3× täglich 30 Tropfen.
6. *Art und Dauer der Anwendung:*
Phytocortal® Tropfen werden am besten vor den Mahlzeiten mit etwas Flüssigkeit verdünnt eingenommen. Die Verdünnung empfiehlt sich insbesondere bei alkoholempfindlichen Patienten. Die Dauer der Anwendung richtet sich nach dem individuellen Krankheitsbild und sollte mindestens mehrere Wochen betragen. Gegen eine langfristige Anwendung bestehen keine Bedenken. Zur Vermeidung von Rezidiven kann eine kurmäßige Anwendung, z. B. 2× jährlich über 2–3 Monate, sinnvoll sein.

PHYTO-HYPOPHYSON® C

1. *Verschreibung:* Apothekenpflichtig
2. *Stoff- oder Indikationsgruppe:*
   Kombination homöopathischer Zubereitungen, pflanzliches Hypophysenstimulans mit corticotropem Effekt.
3. *Arzneilich wirksame Bestandteile nach Art und Menge:*
   100 ml enthalten:
   Basilicum dil. D 5   10 ml
   Juniperus sabina dil. D 5 10 ml
   Viscum album dil. D 5   10 ml
4. *Gegenanzeigen, Nebenwirkungen, Wechselwirkungen:*
   Keine bekannt.
5. *Dosierung mit Einzel- und Tagesgaben:*
   Wie bei Phytocortal.
6. *Art und Dauer der Anwendung:*
   Siehe Phytocortal.

PHYTO-HYPOPHYSON® L

1. *Verschreibung:* Apothekenpflichtig
2. *Stoff- oder Indikationsgruppe:*
   Kombination homöopathischer Zubereitungen, pflanzliches Hypophysenstimulans mit gonadotropem Effekt.
3. *Arzneilich wirksame Bestandteile nach Art und Menge:*
   100 ml enthalten:
   Chelidonium majus dil. D 5   10 ml
   Silybum marianum dil. D 5   10 ml
   Vitex agnus-castus dil. D 5   10 ml
4. *Gegenanzeigen, Nebenwirkungen, Wechselwirkungen:*
   Nicht bekannt.
5. *Dosierung mit Einzel- und Tagesgaben:*
   Die Dosierung erfolgt individuell. Zur Orientierung können folgende Angaben herangezogen werden:
   Erwachsene 3× täglich 50 Tropfen,
   Jugendliche 3× täglich 30–40 Tropfen.

6. *Art und Dauer der Anwendung:*
Die Tropfen werden am besten vor den Mahlzeiten mit etwas Flüssigkeit verdünnt eingenommen. Die Verdünnung empfiehlt sich insbesondere bei alkoholempfindlichen Patienten. Bei Frauen kann die Behandlung jederzeit zyklusunabhängig begonnen werden.
Die Dauer der Anwendung richtet sich nach dem individuellen Krankheitsbild und sollte mindestens mehrere Wochen betragen. Gegen eine langfristige Anwendung bestehen keine Bedenken. Zur Vermeidung von Rezidiven kann eine kurmäßige Anwendung z. B. 2× jährlich über 2–3 Monate, sinnvoll sein.

Hinweis: Zur Leberstimulation
Die als Therapie angegebenen Medikamente sind nicht gleichzeitig, sondern inn der angegebenen Reihenfolge zeitlich aneinander einzunehmen, so daß sich die Kur über Wochen erstreckt.
Es ist angezeigt während der ganzen Therapiezeit die Vitamine C, D sowie Phosphor und Magnesium in kleineren Dosen zu geben.
Für das empfohlene Medikament Essentiale® forte N wird auf die Angaben des Herstellers verwiesen.

DIAGNOSTIK
HORMON-ANALYSEN

Die Diagnose einer endokrinen Insuffizienz darf nicht allein auf dem Ergebnis der Hormonanalyse basieren, da diese Resultate oft sehr schwierig zu beurteilen sind.
Wesentlich sind klinisches Bild und Ergebnisse der Blutchemie. Vor allem sind im Differentialblutbild Eosinophilie, Monozytose, Basophilie charakteristisch für eine hormonelle Störung.

HORMONANALYSEN:

Störungen der Hypophysen-Nebennieren-Achse
    Cortisol C C-17-Hydro-Corticosteroide im 24 h-Urin
    Androstendion i. S.

Störungen der Hypophysen-Gonaden-Achse
    Testosteron
    Dehydro-Epiandrosteron

    Östradiol
    Progesteron

INNERE MEDIZIN

MIGRÄNE

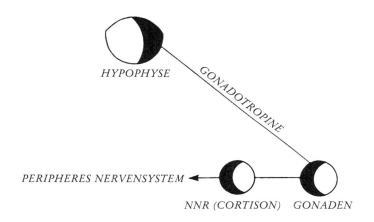

Klinische Diagnostik mit ev. Hormon-Analyse.

Dysfunktionen:
1. Hypophysen-Insuffizienz hinsichtlich LH (ICSH).
2. Gonaden-Insuffizienz hinsichtlich Androgene, Gestagene.
3. NNR-Insuffizienz hinsichtlich Cortison.
4. Dysfunktion des Peripheren Nervensystems.

Therapieweg:
1. Hypophysen-Stimulation mit PHYTO-HYPOPHYSON L.
2. NNR-Stimulation mit PHYTOCORTAL.
3. Leberstimulation mit Essentiale Forte.

EUTHYREOTE STRUMA

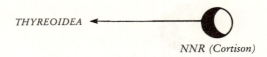

THYREOIDEA

NNR (Cortison)

Klinische Diagnostik mit ev. zusätzlicher Schilddrüsen-Diagnostik. Ev. Hormon-Analyse.

Dysfunktionen:
1. NNR-Insuffizienz hinsichtlich Cortison.

Therapieweg:
1. NNR-Stimulation mit PHYTOCORTAL.
2. Leberstimulation mit Essentiale forte.

TONSILLEN – HYPERTROPHIE
(Appendix)

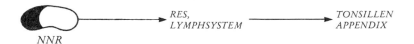

NNR ⟶ RES, LYMPHSYSTEM ⟶ TONSILLEN APPENDIX

Die juvenile Tonsillenhypertrophie ist oft vergesellschaftet mit Neigung zu Appendicitis.
Klinische Diagnostik mit zusätzlicher Hormon-Analyse.

Dysfunktionen:
1. NNR-Insuffizienz hinsichtlich Cortison.
2. Dysfunktion des RES mit Schwerpunkt Tonsillen und Appendix.
3. Dysfunktion des Lymphsystems.

Therapieweg:
1. Nebennieren-Stimulation mit PHYTOCORTAL.
2. Leberstimulation mit Litrison.

ASTHMA BRONCHIALE

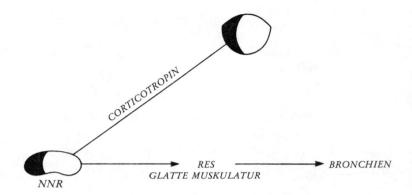

Klinische Diagnostik mit ev. Hormon-Analyse.

Dysfunktionen:
1. Hypophysen-Insuffizienz hinsichtlich Corticotropin.
2. Nebennieren-Insuffizienz hinsichtlich Cortison.
3. Dysfunktion des RES mit Schwerpunkt Bronchien.
4. Dysfunktion des Peripheren Nervensystems.

Therapieweg:
1. Hypophysen-Stimulation mit PHYTO-HYPOPHYSON C.
2. Leberstimulation mit Essentiale Forte.
3. NNR-Stimulation mit PHYTOCORTAL.
4. Befristete Vegetarische Diät (Alkohol-Nikotin-Abstinenz).

EMPHYSEM

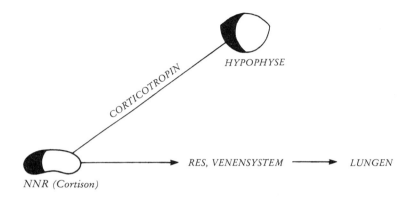

Klinische Diagnostik mit ev. Hormon-Analyse.

Dysfunktionen:
1. Hypophysen-Insuffizienz hinsichtlich Corticotropin.
2. Nebennieren-Insuffizienz hinsichtlich Cortison.
3. Dysfunktion des RES und Venensystems.

Therapieweg:
1. Hypophysen-Stimulation mit PHYTO-HYPOPHYSON C.
2. Leberstimulation mit Essentiale Forte.
3. NNR-Stimulation mit PHYTOCORTAL.

BRONCHITIS SPASTICA

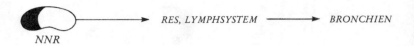

Klinische Diagnostik mit ev. Hormon-Analyse.

Dysfunktionen:
1. NNR-Insuffizienz hinsichtlich des Cortison.
2. Dysfunktion des RES und Lymphsystems.
3. Dysfunktion des Peripheren Nervensystems.

Therapieweg:
1. NNR-Stimulation mit PHYTOCORTAL.
2. Leberstimulation mit Essentiale forte.
3. Befristete vegetarische Diät.

ULCUS VENTRICULI

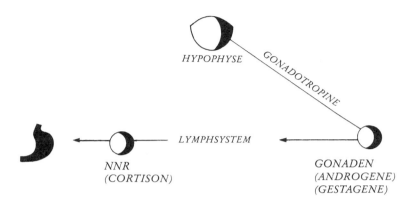

Klinische Diagnostik mit ev. Hormon-Analyse.

Dysfunktionen:
1. Hypophysen-Insuffizienz hinsichtlich LH (ICSH).
2. Gonaden-Insuffizienz hinsichtlich der Androgene, Gestagene.
3. NNR-Insuffizienz hinsichtlich Cortison.

Therapieweg:
1. Hypophysen-Stimulation mit PHYTO-HYPOPHYSON L.
2. NNR-Stimulation mit PHYTOCORTAL.
3. Leberstimulation mit Essentiale forte.
4. Strenge Magendiät (Alkohol-, Nikotin-, Kaffee-Abstinenz).

ULCUS DUODENI

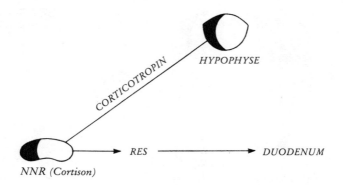

Klinische Diagnostik mit ev. zusätzlicher Hormon-Analyse.

Dysfunktionen:
1. Hypophysen-Insuffizienz hinsichtlich Corticotropin.
2. NNR-Insuffizienz hinsichtlich Cortison.
3. Dysfunktion des RES.

Therapieweg:
1. Hypophysen-Stimulation mit PHYTO-HYPOPHYSON C.
2. Leberstimulation mit Essentiale Forte.
3. NNR-Stimulation mit PHYTOCORTAL.
4. Strenge Diät (Alkohol-, Kaffee-, Nikotin-Abstinenz)

COLITIS ULCEROSA

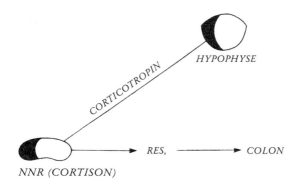

Klinische Diagnostik mit ev. Hormon-Analyse.

Dysfunktionen:
1. Hypophysen-Insuffizienz hinsichtlich Corticotropin.
2. Nebennieren-Insuffizienz hinsichtlich Cortison.
3. Insuffizienz des RES.

Therapieweg:
1. Hypophysen-Stimulation mit PHYTO-HYPOPHYSON C.
2. Leberstimulation mit Essentiale Forte.
3. NNR-Stimulation mit PHYTOCORTAL.

LITHIASIS VON HOHLORGANEN
Gallenblase, Harnblase, Nierenbecken.

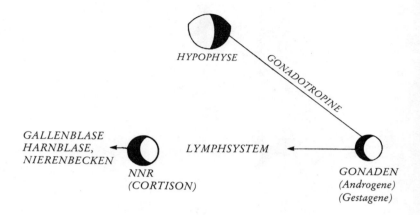

Klinische Diagnostik mit ev. Hormon-Analyse. Ev. Steinentfernung, bzw. Cholecystektomie.

Dysfunktionen:

1. Hypophysen-Insuffizienz hinsichtlich LH (ICSH).
2. Gonaden-Insuffizienz hinsichtlich Androgene, Gestagene.
3. Dysfunktion des Lymphsystems.
4. NNR-Insuffizienz hinsichtlich Cortison.

Therapieweg:

1. Hypophysen-Stimulation mit PHYTO-HYPOPHYSON L.
2. NNR-Stimulation mit PHYTOCORTAL.
3. Leberstimulation mit Essentiale Forte.

LEUKÄMIE
Lymphatische

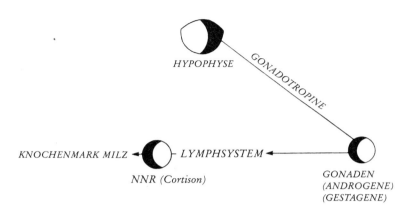

Klinische hämatologische Diagnostik mit ev. Hormon-Analyse.

Dysfunktionen:
1. Hypophysen-Insuffizienz hinsichtlich LH (ICSH).
2. Gonaden-Insuffizienz hinsichtlich Androgene, Gestagene.
3. NNR-Insuffizienz hinsichtlich Cortison.
4. Dysfunktion des Lymphsystems.

Therapieweg:
1. Stimulation der Hypophyse mit PHYTOHYPOPHYSON L.
2. NNR-Stimulation mit PHYTOCORTAL.
3. Leberstimulation mit Essentiale Forte.

VARICOSIS
(Varicen, Hämorrhoiden, Varicocele)

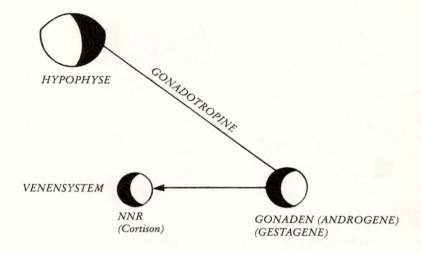

Klinische Diagnostik mit ev. Hormon-Analyse.

Dysfunktionen:
1. Hypophysen-Insuffizienz hinsichtlich LH (ICSH).
2. Gonaden-Insuffizienz hinsichtlich der Androgene, Gestagene.
3. NNR-Insuffizienz hinsichtlich Cortison.
4. Dysfunktion des Venensystems.
5. Dysfunktion des Lymphsystems.

Therapieweg:
1. Hypophysen-Stimulation mit PHYTO-HYPOPHYSON L.
2. NNR-Stimulation mit PHYTOCORTAL.
3. Leberstimulation mit Essentiale Forte.
4. Venentherapie mit Venostasin Forte.

ARTERIOSKLEROSE
(Coronarsklerose, Carotis – Stenose)

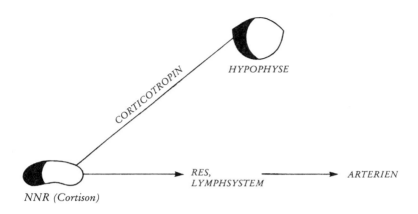

Klinische Diagnostik mit ev. Hormon-Analyse.

Dysfunktionen:
1. Hypophysen-Insuffizienz hinsichtlich Corticotropin.
2. NNR-Insuffizienz hinsichtlich Cortison.
3. Dysfunktion des RES mit Schwerpunkt Arterien.
4. Dysfunktion des Lymphsystems.

Therapieweg:
1. Hypophysen-Stimulation mit PHYTO-HYPOPHYSON C.
2. Leber-Stimulation mit Essentiale Forte.
3. NNR-Stimulation mit PHYTOCORTAL.
4. Stimulation des Lymphsystems mit PHYTO-HYPOPHYSON L (2 OPs).

DILATATIO CORDIS

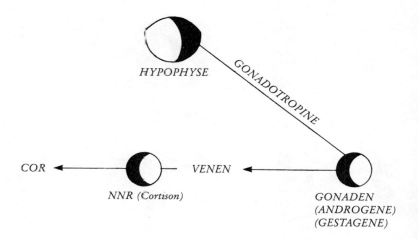

Klinische Diagnostik mit ev. zusätzlicher Hormon-Analyse.

Dysfunktionen:
1. Hypophysen-Insuffizienz hinsichtlich LH (ICSH).
2. NNR- und Gonaden-Insuffizienz hinsichtlich der Androgene, Gestagene.
3. Dysfunktion des Venensystems und Cor.
4. Dysfunktion der Leber.

Therapieweg:
1. Hypophysen-Stimulation mit PHYTOHYPOPHYSON L. (4 OPs).
2. NNR-Stimulation mit PHYTOCORTAL.
3. Leberstimulation mit Essentiale Forte.
4. Cardiovasculäre Therapie.
5. Befristete vegetarische Diät.

INFARKTE
Herz-, Cerebrale-, Intestinale

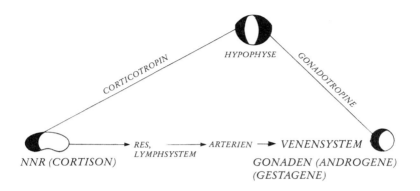

Klinische Diagnostik mit zusätzlicher Hormon-Analyse.

Dysfunktionen:
1. Hypophyseninsuffizienz hinsichtlich LH (ICSH) und Corticotropin.
2. Gonadeninsuffizienz hinsichtlich Androgene, Gestagene.
3. NNR-Insuffizienz hinsichtlich Cortison.
4. Dysfunktion des Venensystems und des RES (Arterien).
5. Dysfunktion der Leber.

Therapieweg: Klinisch-Stationäre Erstbehandlung.
1. Hypophysen-Stimulation mit PHYTO-HYPOPHYSON L.
2. Hypophysen-Stimulation mit PHYTOHYPOPHYSON C.
3. Leberstimulation mit Essentiale Forte.
4. NNR-Stimulation mit PHYTOCORTAL.
5. Stimulation des Lymphsystems mit PHYTO-HYPOPHYSON L (2 OPs).
6. Cardiovasculäre Therapie.

COXARTHROSE

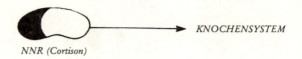

Nur im Anfangsstadium zu beeinflussen.
Klinische Diagnostik mit ev. zusätzlicher Hormon-Analyse.

Dysfunktionen:
1. NNR-Insuffizienz hinsichtlich Cortison.
2. Dysfunktion des Knochensystems.

Therapieweg:
1. NNR-Stimulation mit PHYTOCORTAL.
2. Leberstimulation mit ESSENTIALE FORTE.

MULTIPLE SKLEROSE

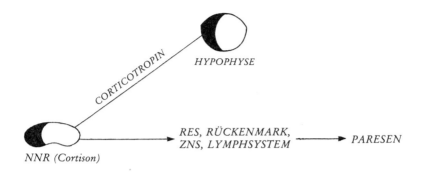

Mit der MS scheint eine endokrine Dyskrasie vergesellschaftet zu sein.
Klinische Diagnostik mit ev. Hormon-Analyse

Dysfunktionen:
1. Hypophysen-Insuffizienz hinsichtlich Corticotropin.
2. NNR-Insuffizienz hinsichtlich Cortison.
3. Dysfunktion des RES, ZNS, Rückenmark, Lymphsystem.

Therapieweg:
1. Hypophysen-Stimulation mit PHYTO-HYPOPHYSON C (4mal täglich 2 Teelöffel).
2. Leberstimulation mit Essentiale Forte.
3. NNR-Stimulation mit PHYTOCORTAL.
4. Strenge vegetarische Diät.

POLYNEURITIS

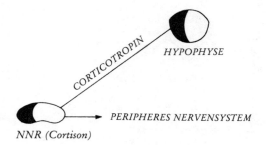

Klinische Diagnostik mit ev. Hormon-Analyse.

Dysfunktionen:
1. Hypophysen-Insuffizienz hinsichtlich Corticotropin.
2. NNR-Insuffizienz hinsichtlich Cortison.
3. Dysfunktion des Peripheren Nervensystems.

Therapieweg:
1. Hypophysen-Stimulation mit PHYTO-HYPOPHYSON C.
2. Leberstimulation mit Essentiale Forte.
3. NNR-Stimulation mit PHYTOCORTAL.
4. Strenge vegetarische Diät.

BANDSCHEIBEN – ERKRANKUNG

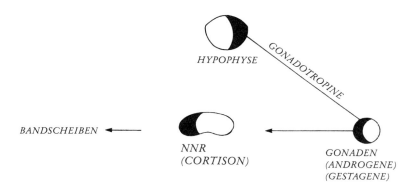

Klinische Diagnostik mit ev. Hormon-Analyse.

Dysfunktionen:
1. Hypophysen-Insuffizienz hinsichtlich LH (ICSH).
2. Gonaden-Insuffizienz hinsichtlich Androgene, Gestagene.
3. NNR-Insuffizienz hinsichtlich Cortison.
4. Lymphsystem.

Therapieweg:
1. Hypophysen-Stimulation mit PHYTO-HYPOPHYSON L.
2. NNR-Stimulation mit PHYTOCORTAL.
3. Leberstimulation mit Essentiale Forte.

SCHEUERMANNSCHE ERKRANKUNG

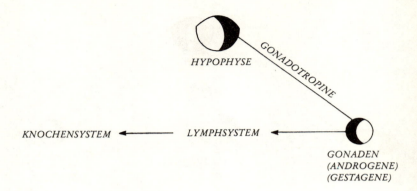

Klinische Diagnostik mit ev. Hormon-Analyse.

Dysfunktionen:
1. Hypophysen-Insuffizienz hinsichtlich LH (ICSH).
2. Gonadeninsuffizienz hinsichtlich Androgene, Gestagene.

Therapieweg:
1. Hypophysen-Stimulation mit PHYTO-HYPOPHYSON L.
2. Leberstimulation mit Essentiale Forte.

POLYARTHRITIS RHEUMATICA

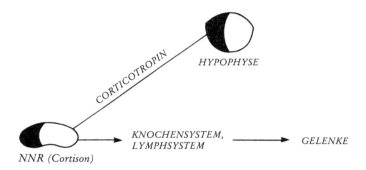

Klinische Diagnostik mit ev. Hormon-Analyse.

Dysfunktionen:
1. Dysfunktion der Hypophyse hinsichtlich Corticotropin.
2. NNR-Insuffizienz hinsichtlich Cortison.
3. Dysfunktion des Knochensystems.

Therapieweg:
1. Hypophysen-Stimulation mit PHYTO-HYPOPHYSON C.
2. Leberstimulation mit Essentiale Forte.
3. NNR-Stimulation mit PHYTOCORTAL.

JUGENDLICHE, ENTWICKLUNGSSTÖRUNGEN
(Acetonämie, Resistenzschwäche, Leistungsschwäche, Autismus)

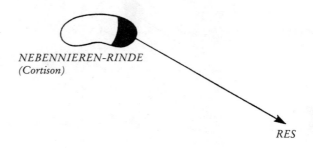

NEBENNIEREN-RINDE
(Cortison)

RES

Klinische Diagnostik mit ev. Hormon-Analyse.

Dysfunktionen:
1. Dysfunktion der NNR hinsichtlich Cortison.
2. Dysfunktion des RES.

Therapieweg:
1. NNR-Stimulation mit PHYTOCORTAL.
2. Leberstimulation mit Essentiale Forte.

JUGENDLICHE MAGERSUCHT UND ANOREXIE

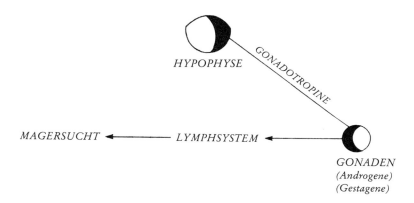

Klinische Diagnostik mit ev. zusätzlicher Hormon-Analyse.

Dysfunktionen:
1. Hypophysen-Insuffizienz hinsichtlich LH (ICSH).
2. Gonadeninsuffizienz hinsichtlich Androgene, Gestagene.

Therapieweg:
1. Hypophysen-Stimulation mit PHYTO-HYPOPHYSON L.
2. Leberstimulation mit Essentiale Forte.

LEGASTHENIE

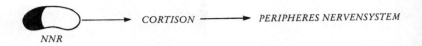

Klinische Diagnostik mit Hormon-Analyse.

Dysfunktionen:
1. NNR-Insuffizienz hinsichtlich Cortison.
2. Dysfunktion des Peripheren Nervensystems.

Therapieweg:
1. NNR-Stimulation mit PHYTOCORTAL.
2. Leberstimulation mit ESSENTIALE FORTE.

DERMATOLOGIE

AKNE

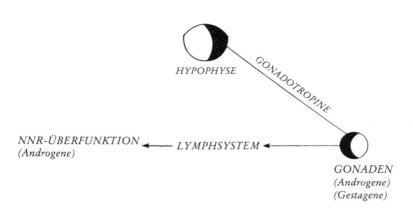

Klinische Diagnostik mit ev. Hormon-Analyse.

Dysfunktionen:
1. Hypophysen-Insuffizienz hinsichtlich LH (ICSH).
2. Gonadeninsuffizienz hinsichtlich der Androgene, Gestagene.
3. NNR-Dysfunktion hinsichtlich Überbilanz von Androgenen.

Therapieweg:
1. Hypophysen-Stimulation mit PHYTO-HYPOPHYSON L.
2. Leberstimulation mit Essentiale Forte.
3. Befristete vegetarische Diät.

ALLERGOSE

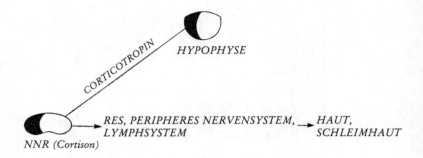

Klinische Diagnostik (Ausschluß von Parasiten) und ev. Hormon-Analyse (meist signifikante Eosinophilie und Monozytose).

Dysfunktionen:
1. Hypophysen-Insuffizienz hinsichtlich Corticotropin.
2. NNR-Insuffizienz hinsichtlich Cortison.
3. Dysfunktion des RES, Lymphsystems und Peripheren Nervensystems mit Schwerpunkten Haut, Schleimhäute (Rhinitis, Konjunktivitis).

Therapieweg:
1. Hypophysen-Stimulation mit PHYTO-HYPOPHYSON C.
2. Leberstimulation mit Essentiale Forte.
3. NNR-Stimulation mit PHYTOCORTAL.

Im Verlauf der praktischen Anwendung der pflanzlichen Stimulation der Nebennierenrinde (Cortison) mit Phytocortal und in schweren Fällen vorweg mit Phytohypophyson C hat es sich erwiesen, daß fast alle Allergosen im wesentlichen durch ein- und dieselbe Insuffizienz der NNR an Cortison mitverursacht sind. Dieser Zusammenhang würde die fast allgemein bei Allergosen kurzfristige Applikation von Cortison bestätigen.
Ob durch Nahrungsmittel, z. B. Fisch oder Obst, oder chemische Substanzen, Tierhaare, Blütenstaub usw. verursacht – in fast allen Fällen haben wir mit diesen pflanzlichen Mitteln durch Stimulation (nicht Substitution) der NNR Erfolge erzielt.
Danach bleibt immer noch die Entscheidung des Therapeuten, die Desensibilisierung damit zu kombinieren.

EKZEM

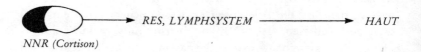

NNR (Cortison)

Klinische Diagnostik mit ev. Hormon-Analyse.

Dysfunktionen:
1. NNR-Insuffizienz hinsichtlich Cortison.
2. Dysfunktion des RES, Lymphsystems mit Schwerpunkt Haut.

Therapieweg:
1. NNR-Stimulation mit PHYTOCORTAL.
2. Leberstimulation mit Essentiale Forte.
3. Befristete vegetarische Diät mit Abstinenz von Alkohol, Nikotin, Kaffee, Tee.

NEURO – DERMATITIS

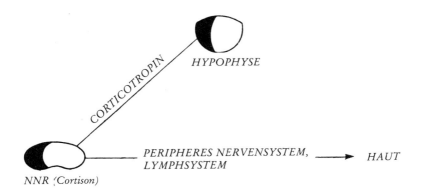

Klinische Diagnostik mit ev. Hormon-Analyse.

Dysfunktionen:
1. Hypophysen-Insuffizienz hinsichtlich Corticotropin.
2. NNR-Insuffizienz hinsichtlich Cortison.
3. Dysfunktion des Peripheren Nervensystems, Lymphsystems mit Schwerpunkt Haut.

Therapieweg:
1. Hypophysen-Stimulation mit PHYTO-HYPOPHYSON C.
2. Leberstimulation mit Essentiale Forte.
3. NNR-Stimulation mit PHYTOCORTAL.

# PSYCHIATRIE

SCHIZOPHRENIE

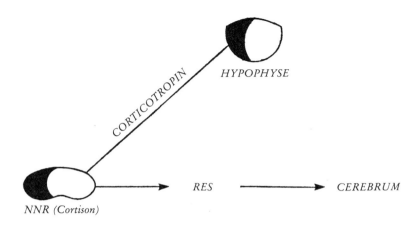

Es steht außer Zweifel, daß endokrine Dysfunktionen sekundär psychische Störungen zur Folge haben können. Wir begegneten immer wieder dem schizoiden Symptomenkreis bei Dysfunktionen der Hypophysen-NNR-Achse. Bleuler prägte den Begriff des ENDOKRINEN PSYCHOSYNDROMS.

Klinische psychiatrische Diagnostik, ev. zusätzlich Hormon-Analyse.

Dysfunktionen:
1. Hypophysen-Insuffizienz hinsichtlich Corticotropin.
2. NNR-Insuffizienz hinsichtlich Cortison.
3. Dysfunktion des RES mit Schwerpunkt im cerebralen Bereich.

Therapieweg:
1. Hypophysen-Stimulation mit PHYTO-HYPOPHYSON C.
2. Leberstimulation mit Essentiale Forte.
3. NNR-Stimulation mit PHYTOCORTAL.

MANISCH – DEPRESSIVER SYMPTOMEN – KREIS

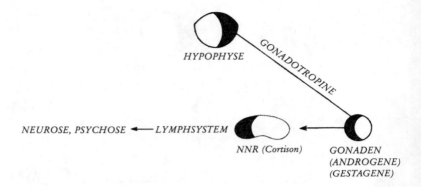

Wie wir immer wieder bei Dysfunktion der Hypophysen-NNR-Achse Störungen im Symptomenkreis der Schizophrenie fanden, drängen sich uns bei der Beobachtung von Dysfunktion der Hypophysen-Gonaden-Achse Störungen im manisch-depressiven Symptomenkreis auf. Depressionen (postpartal).
Klinisch Psychiatrische Diagnostik mit ev. Hormon-Analyse.

Dysfunktionen:
1. Hypophysen-Insuffizienz hinsichtlich LH (ICSH).
2. Gonaden-Insuffizienz hinsichtlich der Androgene, Gestagene.
3. NNR-Insuffizienz hinsichtlich Cortison.

Therapieweg:
1. Hypophysen-Stimulation mit PHYTO-HYPOPHYSON L.
2. NNR-Stimulation mit PHYTOCORTAL.
3. Leberstimulation mit Essentiale Forte.

GYNÄKOLOGIE

CYSTADENOM

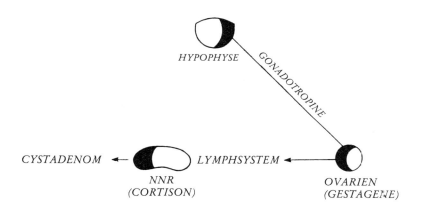

Klinische Diagnostik mit ev. Hormon-Analyse.

Dysfunktionen:
1. Hypophysen-Insuffizienz hinsichtlich LH.
2. Ovarielle Insuffizienz hinsichtlich Gestagene.
3. Dysfunktion des Lymphsystems.
4. NNR-Insuffizienz hinsichtlich Cortison.

Therapieweg:
1. Hypophysen-Stimulation mit PHYTO-HYPOPHYSON L.
2. NNR-Stimulation mit PHYTOCORTAL.
3. Leberstimulation mit Essentiale Forte.
4. Stimulation des Lymphsystems mit PHYTO-HYPOPHYSON L (2 OPs).

MYOM
(PROSTATA – HYPERTROPHIE)

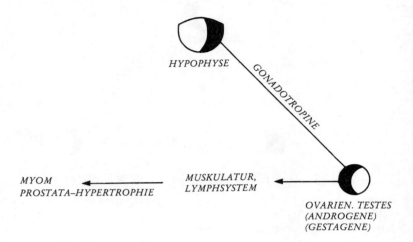

Im Anfangsstadium beeinflußbar.
Klinische Diagnostik mit ev. Hormon-Analyse.

Dysfunktionen:
1. Hypophysen-Insuffizienz hinsichtlich des LH (ICSH).
2. Gonadeninsuffizienz hinsichtlich der Androgene, Gestagene.
3. Dysfunktion des Lymphsystems.

Therapieweg:
1. Hypophysen-Stimulation mit PHYTO-HYPOPHYSON L.
2. Leberstimulation mit Essentiale Forte.

OTOLOGIE

OTOSKLEROSE

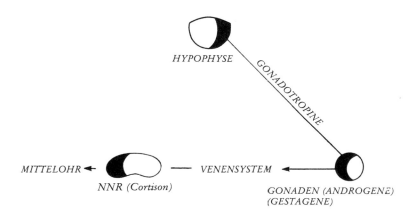

Klinische Diagnostik mit ev. Hormon-Analyse.

Dysfunktionen:
1. Hypophysen-Insuffizienz hinsichtlich LH (ICSH).
2. Gonaden-Insuffizienz hinsichtlich der Androgene, Gestagene.
3. NNR-Insuffizienz hinsichtlich Cortison.

Therapieweg:
1. Hypophysen-Stimulation mit PHYTO-HYPOPHYSON L.
2. NNR- und Stimulation mit PHYTOCORTAL.
3. Leberstimulation mit Essentiale Forte.

MALIGNITÄT

MALIGNITÄT
(Carcinom, Sarkom, Lymphogranulomatose, Gehirntumoren, Hautkrebs usw.)

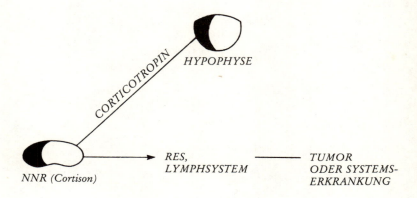

Jedes maligne Geschehen scheint mit einer schweren Störung der Hypophysen-NNR-Achse vergesellschaftet zu sein. Im Anfangsstadium und postoperativ günstige Beeinflussung.
Klinische Diagnostik mit Hormon-Analyse.

Dysfunktionen:
1. Schwere Hypophysen-Insuffizienz hinsichtlich Corticotropin.
2. Schwere NNR-Insuffizienz hinsichtlich Cortison.
3. Schwere Dysfunktion des RES.

Therapieweg:
1. Hypophysen-Stimulation mit PHYTO-HYPOPHYSON C. (6 × tgl. 2 Teelöffel, 6 OPs).
2. Leberstimulation mit Essentiale Forte.
3. NNR-Stimulation mit PHYTOCORTAL.

Literaturverzeichnis

Guardini, Romano: Der Gegensatz. Mainz 1955.
Heisenberg, Werner: Schritte über Grenzen. München 1973.
ders.: Der Teil und das Ganze. München 1969.
ders.: Vortrag vor der Katholischen Akademie. München, 23. 3. 1973.
Heitler, Walter: Die Natur und das Göttliche. Zug 1974.
Jordan, Pascual: Der Naturwissenschaftler vor der religiösen Frage. München 1964.
ders.: Wie sieht die Welt von morgen aus. München 1958.
Kendrew, John: Der Faden des Lebens. München 1967.
Riedweg, Franz: Pflanzliche Stimulation der insuffizienten Hypophyse. Erfahrungsheilkunde, XXII,1 17ff. 1973.
ders.: Sinuspathie und pflanzliche Hypophysen-Stimulation, Ärztliche Praxis, XVIII,4 3ff. 1963.
Vester, Frédéric: Krebs und Zelle. Fernsehvortrag 5. 4. 1970.
Weizsäcker, Carl Friedrich von: Die Geschichte der Natur. Göttingen 1934.
ders.: Einheit der Natur. München 1972.
Wenzl, Aloys: Die philosophischen Grenzfragen der modernen Naturwissenschaft. Stuttgart 1960.
Weyl, Hermann: Was ist Materie. Berlin 1924.

KURZBIOGRAPHIE

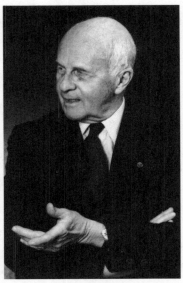

FRANZ RIEDWEG, Dr. med., geb. in Luzern/Schweiz, Deutsche Staatszugehörigkeit, wohnhaft 80538 München, Lerchenfeldstr. 9. Humanistisches Abitur in Luzern 1927, Medizinstudium in Bern, Berlin, Rostock, Ärztliches Staatsexamen 1933, Doktorierung 1937 in Berlin, Frauenklinik Prof. Stoeckl. Assistenzarzt Bern, Luzern, Zürich, im Kriege Bataillonsarzt, Chefarzt eines Frontlazarettes im Ostfeldzug, bis 1948 in Gefangenschaft, nach Entlassung Arztpraxis in Mimmenhausen/Bodensee, ab 1951 Privatpraxis in München mit besonderer Konzentrierung auf Störungen des Endokriniums. Erarbeitung der *pflanzlichen Stimulation des Endokriniums,* verschiedene Arbeiten über *pflanzliche Stimulation der insuffizienten Hypophyse,* über *Allergose und NNR-Insuffizienz,* über *Sinupathie und Endokrinium,* über *endokrines Psychosyndrom.* Philosophische Monographie »*Das Ende des Materialismus*«, »*Geht die Neuzeit zu Ende*« u. a. Arbeiten.